Vipul P Patel
Sharav A Desai
Dhara V Patel

Punica granatum como agente citotóxico

Vipul P Patel
Sharav A Desai
Dhara V Patel

Punica granatum como agente citotóxico

Plantas medicinais e investigação sobre o cancro

ScienciaScripts

Imprint

Any brand names and product names mentioned in this book are subject to trademark, brand or patent protection and are trademarks or registered trademarks of their respective holders. The use of brand names, product names, common names, trade names, product descriptions etc. even without a particular marking in this work is in no way to be construed to mean that such names may be regarded as unrestricted in respect of trademark and brand protection legislation and could thus be used by anyone.

Cover image: www.ingimage.com

This book is a translation from the original published under ISBN 978-3-659-41274-5.

Publisher:
Sciencia Scripts
is a trademark of
Dodo Books Indian Ocean Ltd. and OmniScriptum S.R.L publishing group

120 High Road, East Finchley, London, N2 9ED, United Kingdom
Str. Armeneasca 28/1, office 1, Chisinau MD-2012, Republic of Moldova, Europe
Printed at: see last page
ISBN: 978-620-8-09714-1

Índice:

Capítulo 1

1 INTRODUÇÃO

1.1 INTRODUÇÃO DA PLANTA

Sinónimo : pomgranate
Nome Botânico : *punica granatum*
Nome da família : Punicaceae
Partes utilizadas : planta inteira

Habitat e Botânica: *A Punica granatum* é um arbusto de folha caduca frutífero ou uma pequena árvore que cresce entre cinco e oito metros de altura. É amplamente cultivada na região mediterrânica do sul da Europa, no Médio Oriente, no norte de África e na África tropical, no subcontinente indiano e nas partes mais secas do sudeste asiático, bem como nos Himalaias no norte da Índia.

1.2 Descrição da fábrica:

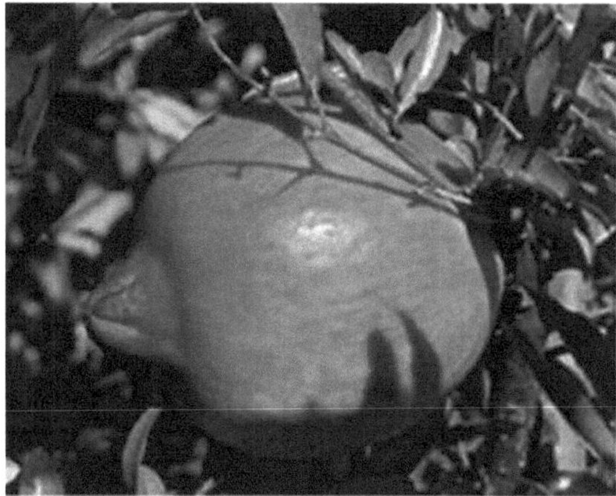

Figura 1. Fruto de Punica granatum

A romã (*Punica granatum*, Punicaceae) é uma árvore atractiva que cresce até 5 m de altura. As suas folhas são brilhantes e coriáceas e as suas flores são vermelhas e vistosas nas pontas dos ramos. A forma caraterística do fruto esférico (2,5 a 5 polegadas de diâmetro) é conferida pelo cálice vermelho carnudo proeminente que persiste após a floração. O fruto tem uma pele dura e coriácea que é designada por casca, película ou pericarpo. O interior do fruto é compartimentado por paredes membranosas (carpelos) e medula esponjosa branca. Os lóculos resultantes são embalados com 600 a 800 sacos ou arilos, cada um dos quais contém uma semente e uma polpa sumarenta. Os sumos de romã convencionais constituem normalmente 45 a 65% do fruto inteiro. A porção comestível de 50% (o arilo) consiste em aproximadamente 80% de polpa de sumo e 20% de sementes; tradicionalmente, todo o arilo é esmagado para fazer o sumo, pelo que o sumo expresso contém o líquido das sementes e o sumo do arilo circundante.4,5 O processo patenteado da POM Wonderful não esmaga a semente e, por conseguinte, a POM Wonderful PJ não contém quaisquer constituintes da semente.

1.3 Componentes químicos principais:

Os principais constituintes bioquímicos das plantas de romã são os fenóis naturais, as alagitaninas e os flavonóides de uma classe de constituintes designada por ácido elágico. Os polifenóis mais abundantes no sumo de romã são os taninos hidrolisáveis denominados elagitaninos, formados quando o ácido elágico se liga a um hidrato de carbono. Os elagitaninos da romã, também designados por *punicalaginas*. As diferentes punicalaginas presentes na *P. granatum* são a granatina A e B, a punicacorteína A, B, C e D, a 5-O-galoilpunicacorteína D, a punicafolina, a punigluconina, a punicalagina, a 1-alfa-O-galoilpunicalagina, a punicalina e a 2-O-galoil-punicalina. Outros fenólicos incluem catequinas, galocatequinas e antocianinas, como as prodelfinidinas, a delfinidina, a cianidina e a pelargonidina.

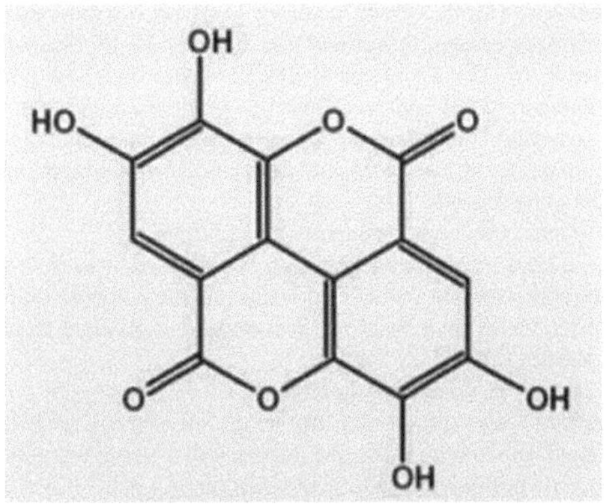

Figura 2. Estrutura do ácido elágico

1.4 Mecanismo de ação:

O ácido elágico tem propriedades antioxidantes, anti-mutagénicas e anti-cancerígenas. Estudos realizados demonstraram a sua atividade anticancerígena nas células cancerígenas da mama, do esófago, da pele, do cólon, da próstata e do pâncreas. Mais especificamente, o ácido elágico impede a destruição do gene P53 pelas células cancerosas. O ácido elágico pode ligar-se a moléculas causadoras de cancro, tornando-as assim inactivas. No seu estudo, os efeitos do ácido elágico dietético sobre os citocromos P450 e as enzimas de fase II da mucosa hepática e esofágica do rato. Ahn D et al mostraram que o ácido elágico provoca uma diminuição do total de citocromos da mucosa hepática e um aumento de algumas actividades enzimáticas da fase II hepática, aumentando assim a capacidade dos tecidos-alvo para desintoxicar os intermediários reactivos. O ácido elágico mostrou também um efeito quimioprotector contra vários cancros induzidos quimicamente.

O ácido elágico é um constituinte polifenólico natural que se encontra em 46 frutos e nozes diferentes, como as uvas, a romã, a framboesa vermelha, o morango, o mirtilo e as nozes. "O ácido elágico impede a ligação dos agentes cancerígenos ao ADN e reforça o tecido conjuntivo, o que pode impedir a propagação das células cancerígenas. O ácido elágico tem a capacidade de inibir mutações no ADN de uma célula. Além disso, é considerado um inibidor do cancro que tem a capacidade de causar apoptose ou morte celular normal nas células cancerígenas. (Ligação Web.2)

1.5 Indicações clínicas:

- Atividade Antioxidante
- Acções cardioprotectoras
- Acções anti-cancerígenas
- agente anti-inflamatório
- Adstringente
- Imunomoduladores
- anti-mutagénico
- Atividade estrogénica
- Atividade antibacteriana

1.6 Ácido elágico da romã: Uma visão geral [1]

O ácido elágico é um nutriente natural que se encontra em muitos frutos e nozes potentes contra o cancro.

1.6.1 Como funciona

O ácido elágico é um constituinte polifenólico natural que se encontra em 46 frutos e nozes diferentes, como as uvas, a romã, a framboesa vermelha, o morango, o mirtilo e as nozes. "O ácido elágico impede a ligação dos agentes cancerígenos ao ADN e reforça o tecido conjuntivo, o que pode impedir a propagação das células cancerígenas. O ácido elágico tem a capacidade de inibir mutações no ADN de uma célula. Além disso, é considerado um inibidor do cancro que tem a capacidade de causar apoptose ou morte celular normal nas células cancerígenas.

1.6.2 Ácido elágico

Em primeiro lugar, o ácido elágico mata as células cancerosas:
As células saudáveis têm um ciclo de vida normal de aproximadamente 120 dias antes de morrerem. Este

processo é designado por apoptose (morte celular natural). O corpo substitui estas células moribundas por células saudáveis. Pelo contrário, as células cancerosas não morrem. Multiplicam-se por divisão, formando 2 células cancerígenas, depois 4, 8, 16, 32 e assim por diante. Em testes de laboratório, o ácido elágico fez com que as células cancerígenas passassem pelo processo normal de apoptose sem danificar as células saudáveis. A quimioterapia, a radiação e a maioria dos tratamentos convencionais causam a morte de células cancerígenas e células saudáveis indiscriminadamente, possivelmente destruindo o sistema imunitário no processo. O ácido elágico é claramente a escolha mais sensata.

Em segundo lugar, o ácido elágico trava o crescimento dos tumores:
Os investigadores concluíram que os ratos que consumiram 5% a 10% da sua dieta sob a forma de framboesas pretas e morangos liofilizados apresentaram reduções drásticas no crescimento de células pré-cancerosas e na progressão do tumor. E noutros testes com animais, Stoner disse à Reuters Health, as bagas reduziram o crescimento do cancro do cólon em 80%.

Em terceiro lugar, o ácido elágico provoca a paragem de G:
O Instituto do Cancro Hollings da Universidade da Carolina do Sul realizou um estudo duplo cego num grupo de 500 doentes com cancro do colo do útero que deixou toda a gente entusiasmada. Nove anos de estudo mostraram que um produto natural chamado ácido elágico provoca Garrest em 48 horas (inibindo e parando a mitose - divisão das células cancerosas) e apoptose (morte normal das células) em 72 horas, nas células cancerosas da mama, do pâncreas, do esófago, da pele, do cólon e da próstata.

Em quarto lugar, o ácido elágico ajuda a prevenir o cancro, as malformações congénitas, etc.
Estudos médicos europeus também demonstram que o ácido elágico é conhecido por diminuir a incidência de defeitos congénitos, promover a cicatrização de feridas, reduzir as doenças cardíacas e pode reduzir ou inverter a fibrose hepática induzida quimicamente.

Em quinto lugar, o ácido elágico tem muitos outros efeitos positivos:
No livro do Dr. Glen Halvorson, chemo-preventive Properties of phyto-chemicals, ficamos a saber que o ácido elágico é antibacteriano, destrói a bactéria H. pylori responsável pelas úlceras do estômago, protege o fígado e a função hepática, liga-se aos carcinogéneos (substâncias químicas que provocam o cancro) tornando-os inactivos, impede que os carcinogéneos se liguem ao ADN e reduz os níveis de glicose (ajuda na gestão da diabetes).

Em sexto lugar, o ácido elágico (ou seja, dos elagitaninos) é combinado com a glicose, assegurando que as células cancerosas recebem uma dose maior de ácido elágico do que as células normais, uma vez que as células cancerosas consomem cerca de 15 vezes mais glicose do que as outras células. Isto significa que as células cancerosas recebem provavelmente muito mais ácido elágico do que as células normais
Eis como funciona:
"O ácido elágico é um composto fenólico que se tornou conhecido como um potente composto anti-carcinogénico/anti-mutagénico.[web link.3]

1.7 Introdução ao cancro

O cancro/'k^nssr/ (termo médico: neoplasia maligna) é uma classe de doenças em que um grupo de células apresenta um crescimento descontrolado, invasão que invade e destrói os tecidos adjacentes e, por vezes, metástases ou disseminação para outros locais do corpo através da linfa ou do sangue. Estas três propriedades malignas dos cancros diferenciam-nos dos tumores benignos, que não invadem nem metastizam. Os investigadores dividem as causas do cancro em dois grupos: os que têm uma causa ambiental e os que têm uma causa genética hereditária. O cancro é sobretudo uma doença ambiental, embora a genética influencie o risco de alguns cancros.
Os factores ambientais comuns que conduzem ao cancro incluem: tabaco, dieta e obesidade, infecções, radiação, falta de atividade física e poluentes ambientais.[2] Estes factores ambientais causam ou aumentam as anomalias no material genético das células. A reprodução celular é um processo extremamente complexo que é normalmente regulado por várias classes de genes, incluindo oncogenes e genes supressores de tumores.[3] Anomalias hereditárias ou adquiridas nestes genes reguladores podem levar ao desenvolvimento de cancro. Uma pequena percentagem de cancros, cerca de cinco a dez por cento, é inteiramente hereditária.
A presença de cancro pode ser suspeitada com base em sintomas ou em achados radiológicos. O diagnóstico definitivo de cancro, no entanto, requer o exame microscópico de uma amostra de biópsia. A maioria dos cancros pode ser tratada. Os tratamentos possíveis incluem quimioterapia, radioterapia e cirurgia. O prognóstico é influenciado pelo tipo de cancro e pela extensão da doença. Embora o cancro possa afetar pessoas de todas as idades, e alguns tipos de cancro sejam mais comuns em crianças, o risco geral de desenvolver cancro aumenta com a idade.[4]
Todos os anos, 12 milhões de pessoas em todo o mundo morrem em consequência da aterosclerose, de enfartes do coração e de acidentes vasculares cerebrais. Estas são, de longe, as causas de morte mais comuns da

atualidade. A medicina celular já encontrou uma resposta para esta epidemia: a aterosclerose e as suas consequências, o enfarte do coração e o AVC, são formas precoces de escorbuto. Com base neste conhecimento, as doenças coronárias serão reduzidas a uma fração dos números actuais nas próximas décadas. A segunda doença mais comum é o cancro - tumores malignos. A doença coronária e o cancro, em conjunto, são responsáveis por mais de 80% de todas as mortes nos países industrializados. A incidência de cancro continua a aumentar à escala mundial. Só há uma explicação plausível para este facto: a medicina convencional não conhece as causas do cancro nem a forma como esta doença se propaga. Por isso, não existe uma terapia eficaz contra o cancro e a doença pode continuar a expandir-se à escala global.[2]

1.7.1 História do cancro

O cancro começa quando as células de uma parte do corpo começam a crescer fora de controlo. Existem muitos tipos de cancro, mas todos eles começam devido a um crescimento descontrolado de células anormais. O cancro é uma classe de doenças em que uma célula, ou um grupo de células, apresenta um crescimento descontrolado através da divisão para além dos limites normais, invasão que invade e destrói os tecidos adjacentes e, por vezes, metástases que espalham as células para outros locais do corpo através da linfa ou do sangue. O cancro causou cerca de 13% de todas as mortes humanas no ano passado. O cancro é a segunda principal causa de morte nos Estados Unidos. Metade dos homens e um terço das mulheres nos EUA desenvolverão cancro durante a sua vida. Atualmente, milhões de pessoas vivem com cancro ou já tiveram cancro. As anomalias genéticas encontradas no cancro afectam normalmente duas classes gerais de genes. Os oncogenes promotores de cancro são normalmente activados e os genes supressores de tumores são desactivados nas células cancerosas.[5]

Hipócrates descreveu vários tipos de cancros. Designava os tumores benignos por oncos, que significa inchaço em grego, e os tumores malignos por carcinos, que significa caranguejo ou lagostim em grego. Este nome deriva do aspeto da superfície de corte de um tumor maligno sólido, com "as veias esticadas por todos os lados, como o animal caranguejo tem as patas, donde lhe vem o nome". Mais tarde, acrescentou o sufixo - **oma**, grego para inchaço, dando-lhe o nome de carcinoma. O tratamento baseava-se na teoria do humor dos quatro fluidos corporais. De acordo com o humor do doente, o tratamento consistia numa dieta, numa sangria e/ou em laxantes. Ao longo dos séculos, descobriu-se que o cancro podia ocorrer em qualquer parte do corpo, mas o tratamento baseado na teoria do humor continuou a ser popular até ao século XIX, com a descoberta das células. A descrição e o tratamento cirúrgico mais antigos conhecidos do cancro foram descobertos no Egito e datam de aproximadamente 1600 a.C.[5]

O Papiro descreve 8 casos de úlceras da mama que foram tratadas por cauterização, com um instrumento chamado "broca de fogo". A escrita diz sobre a doença: "Não há tratamento. "Quando Marie Curie e Pierre Curie descobriram a radiação, no final do século XIX, encontraram o primeiro tratamento não cirúrgico eficaz contra o cancro.

Com a radiação, surgiram também os primeiros sinais de abordagens multidisciplinares ao tratamento do cancro.[5]

1.7.2 Teorias do cancro ao longo da história:

Desde os tempos mais remotos que os médicos se interrogam sobre as causas do cancro. Os egípcios atribuíam os cancros aos deuses.

1.7.2.1 Teoria do úmero

Hipócrates acreditava que o corpo tinha 4 humores (fluidos corporais)

* Sangue.
* Fleuma.
* Bílis amarela.
* Bílis negra.

Quando os humores estão equilibrados, uma pessoa é saudável. O excesso ou a falta de qualquer um deles causava doenças. Pensava-se que um excesso de bílis negra em vários locais do corpo causava cancro.

1.7.2.2 Teoria da linfa

Entre as teorias que substituíram a teoria humeral do cancro, conta-se a da formação do cancro por um fluido, a linfa. Stahl e Hoffman teorizaram que o cancro era composto por linfa em fermentação e degeneração, variando em densidade, acidez e alcalinidade. A teoria da linfa ganhou rapidamente apoio. O eminente cirurgião John Hunter (1723-1792) concordou que os tumores se desenvolvem a partir da linfa constantemente expelida pelo sangue.[6]

1.7.2.3 Teoria do blastema

Em 1838, o patologista alemão Johannes Muller demonstrou que o cancro é constituído por células e não por linfa, mas acreditava que as células cancerosas não surgiam a partir de células normais. Muller propôs que as células cancerosas surgiam a partir de elementos em brotamento (Blastema) entre tecidos normais. O seu aluno, Rudolph Virchow (1821-1902), o famoso patologista alemão, determinou que todas as células, incluindo as células cancerosas, derivam de outras células.[7]

1.7.2.4 Teoria da irritação crónica

Virchow propôs que a irritação crónica era a causa do cancro, mas acreditava erradamente que os cancros "se espalhavam como um líquido". Um cirurgião alemão, Karl Thiersch, demonstrou que os cancros metastizam através da disseminação de células malignas e não através de um líquido não identificado.[7]

1.7.2.5 Teoria do trauma

Apesar dos avanços na compreensão do cancro, desde o final do século XIX até à década de 1920, alguns pensavam que o traumatismo causava cancro. Esta crença manteve-se apesar de as lesões não causarem cancro em animais de laboratório.[7]

1.7.2.6 Teoria dos parasitas

Nos séculos XVII e XVIII, havia quem acreditasse que o cancro era contagioso. De facto, o primeiro hospital de cancro em França foi obrigado a mudar-se da cidade em 1779 devido ao receio da propagação do cancro pela cidade. Embora o cancro humano, em si, não seja contagioso, certos vírus, bactérias e parasitas podem aumentar o risco de uma pessoa desenvolver cancro.[7]

Durante os anos 70, os cientistas descobriram 2 importantes famílias de genes:

a) Oncogenes

b) Genes supressores de tumores.

Os oncogenes são formas mutantes de genes que fazem com que as células normais cresçam fora de controlo e se transformem em células cancerígenas. São mutações de certos genes normais da célula chamados proto-oncogenes. Os proto-oncogenes são os genes que normalmente controlam a frequência com que uma célula se divide e o grau em que se diferencia.[8]

Os genes supressores de tumores são genes normais que abrandam a divisão celular, reparam os erros do ADN e dizem às células quando devem morrer, processo conhecido como apoptose. Quando os genes supressores de tumores não funcionam corretamente, as células podem crescer fora de controlo, o que pode levar ao cancro.[8]

1.7.2.7 Classificação do cancro:

Os cancros são classificados de acordo com o tipo de célula a que o tumor se assemelha e que, por conseguinte, se presume ser a origem do tumor. Estes tipos incluem:

- Carcinoma: Cancro derivado de células epiteliais. Este grupo inclui muitos dos cancros mais comuns, incluindo os da mama, da próstata, do pulmão e do cólon.
- Sarcoma: Cancro derivado do tecido conjuntivo, ou células mesenquimatosas.
- Linfoma e leucemia: Cancro derivado de células hematopoiéticas (formadoras de sangue)
- Tumor de células germinativas: Cancro derivado de células pluripotentes. Nos adultos, são mais frequentemente encontrados no testículo e no ovário, mas são mais comuns em bebés e crianças pequenas.
- Blastoma: Cancro derivado de tecido "precursor" imaturo ou embrionário. Também são mais comuns em crianças.

Os cancros são normalmente designados com o sufixo -carcinoma, -sarcoma ou -blastoma, tendo como raiz a palavra latina ou grega que designa o órgão ou tecido de origem. Por exemplo, um cancro do fígado é designado por hepatocarcinoma; um cancro das células adiposas é designado por lipossarcoma. Para alguns cancros comuns, é utilizado o nome do órgão em inglês. Por exemplo, o tipo mais comum de cancro da mama chama-se ductal carcinoma of the breast (carcinoma ductal da mama). Neste caso, o adjetivo ductal refere-se ao aspeto do cancro ao microscópio, o que sugere que teve origem nos canais de leite.

Os tumores benignos (que não são cancros) são designados utilizando -oma como sufixo e o nome do órgão como raiz. Por exemplo, um tumor benigno de células musculares lisas chama-se leiomioma (o nome comum deste tumor benigno que ocorre frequentemente no útero é fibroide). Confusamente, alguns tipos de cancro também utilizam o sufixo "-oma", como é o caso do melanoma e do seminoma.[9,10]

1.7.2.8 Sinais e sintomas de cancro

Os sintomas do cancro podem ser divididos em três grupos:

Sintomas locais: estão limitados ao local do cancro primário. Podem incluir nódulos ou inchaço (tumor), hemorragia (sangramento da pele, boca ou ânus), ulceração e dor. Embora a dor local ocorra frequentemente no cancro avançado, o inchaço inicial é muitas vezes indolor.

- Sintomas metastáticos: são devidos à disseminação do cancro para outros locais do corpo. Podem incluir gânglios linfáticos aumentados (que podem ser sentidos ou por vezes vistos sob a pele), hepatomegalia (aumento do fígado) ou esplenomegalia (aumento do baço) que podem ser sentidos no abdómen, dor ou fratura dos ossos afectados e sintomas neurológicos.
- Sintomas sistémicos: ocorrem devido a efeitos distantes do cancro que não estão relacionados com a disseminação direta ou metastática. Alguns destes efeitos podem incluir perda de peso (falta de apetite e caquexia), fadiga, transpiração excessiva (especialmente suores noturnos), anemia (contagem baixa de glóbulos vermelhos) e outras condições específicas denominadas fenómenos paraneoplásicos. Estes podem ser mediados por sinais imunológicos ou hormonais provenientes das células cancerosas.[11]

1.7.2.9 Fisiopatologia do cancro

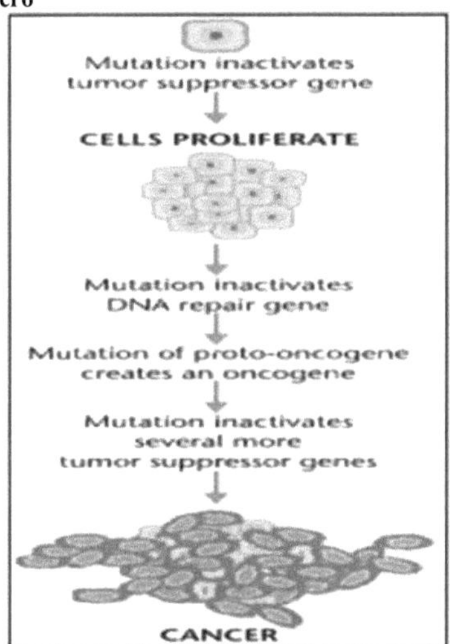

Figura 3. Fisiopatologia do cancro

O cancro é fundamentalmente uma doença de falha na regulação do crescimento dos tecidos. Para que uma célula normal se transforme numa célula cancerosa, os genes que regulam o crescimento e a diferenciação celular têm de ser alterados.[12]

Os genes afectados dividem-se em duas grandes categorias. Os oncogenes são genes que promovem o crescimento e a reprodução celular. Os genes supressores de tumores são genes que inibem a divisão e a sobrevivência das células. A transformação maligna pode ocorrer através da formação de novos oncogenes, da sobre-expressão inadequada de oncogenes normais ou da sub-expressão ou desativação de genes supressores de tumores. Normalmente, são necessárias alterações em *muitos* genes para transformar uma célula normal numa célula cancerosa.[13]

As alterações genéticas podem ocorrer a diferentes níveis e por diferentes mecanismos. O ganho ou a perda de um cromossoma inteiro pode ocorrer através de erros na mitose. Mais comuns são as mutações, que são alterações na sequência de nucleótidos do ADN genómico.

As mutações em grande escala envolvem a eliminação ou o ganho de uma porção de um cromossoma. A amplificação genómica ocorre quando uma célula ganha muitas cópias (frequentemente 20 ou mais) de um pequeno locus cromossómico, normalmente contendo um ou mais oncogenes e material genético adjacente. A translocação ocorre quando duas regiões cromossómicas separadas se fundem de forma anormal, muitas vezes numa localização caraterística. Um exemplo bem conhecido é o cromossoma Filadélfia, ou translocação dos cromossomas 9 e 22, que ocorre na leucemia mieloide crónica e resulta na produção da proteína de fusão BCR-abl, uma tirosina quinase oncogénica.

As mutações em pequena escala incluem mutações pontuais, deleções e inserções, que podem ocorrer na região promotora de um gene e afetar a sua expressão, ou podem ocorrer na sequência codificadora do gene e alterar a função ou a estabilidade do seu produto proteico. A perturbação de um único gene pode também resultar da integração de material genómico de um vírus de ADN ou de um retrovírus, resultando na expressão de oncogenes *virais* na célula afetada e nos seus descendentes.

A replicação da enorme quantidade de dados contidos no ADN das células vivas resultará provavelmente em alguns erros (mutações). A correção e a prevenção de erros complexos estão integradas no processo e protegem a célula contra o cancro. Se ocorrer um erro significativo, a célula danificada pode "autodestruir-se" através da morte celular programada, denominada apoptose. Se os processos de controlo de erros falharem, as mutações sobreviverão e serão transmitidas às células filhas.

Alguns ambientes tornam mais provável o aparecimento e a propagação de erros. Esses ambientes podem incluir a presença de substâncias perturbadoras chamadas carcinogéneos, lesões físicas repetidas, calor, radiação ionizante ou hipoxia.[14]

Os erros que provocam o cancro são, por exemplo, auto-amplificadores e compostos:

- Uma mutação na maquinaria de correção de erros de uma célula pode fazer com que essa célula e os seus filhos acumulem erros mais rapidamente
- Uma mutação adicional num oncogene pode fazer com que a célula se reproduza mais rapidamente e mais frequentemente do que as suas contrapartes normais.
- Uma outra mutação pode causar a perda de um gene supressor de tumores, interrompendo a via de sinalização da apoptose e fazendo com que a célula se torne imortal.
- Uma mutação adicional na maquinaria de sinalização da célula pode enviar sinais causadores de erro para as células vizinhas.

A transformação de uma célula normal em cancro assemelha-se a uma reação em cadeia causada por erros iniciais, que se agravam em erros mais graves, cada um deles permitindo progressivamente que a célula escape aos controlos que limitam o crescimento normal dos tecidos. Este cenário de rebelião torna-se numa indesejável sobrevivência do mais apto, em que as forças motrizes da evolução trabalham contra a conceção do corpo e a imposição da ordem. Quando o cancro começa a desenvolver-se, este processo contínuo, designado por evolução clonal, leva à progressão para fases mais invasivas.[15]

1.7.3 Vias do cancro

Os cancros são classificados segundo o tipo de célula que se assemelha ao tumor e, por conseguinte, o tecido que se presume ser a origem do tumor. Estes são a histologia e a localização, respetivamente. Exemplos de categorias gerais incluem:

- **Carcinoma:** Tumores malignos derivados de células epiteliais. Este grupo representa os cancros mais comuns, incluindo as formas comuns de cancro da mama, da próstata, do pulmão e do cólon.
- **Sarcoma:** Tumores malignos derivados do tecido conjuntivo, ou células mesenquimatosas.
- **Linfoma** e **leucemia:** Doenças malignas derivadas de células hematopoiéticas.
- **Tumor de células germinativas:** Tumores derivados de células totipotentes. Nos adultos, encontram-se mais frequentemente nos testículos e nos ovários; nos fetos, nos bebés e nas crianças pequenas, encontram-se mais frequentemente na linha média do corpo, em especial na ponta do cóccix; nos cavalos, encontram-se mais frequentemente na bacia (base do crânio).
- **Tumor blástico ou blastoma:** Tumor (geralmente maligno) que se assemelha a um tecido imaturo ou embrionário. Muitos destes tumores são mais comuns em crianças.

Pensa-se que existem seis alterações essenciais à fisiologia celular normal que, em conjunto, definem a progressão da maioria das doenças malignas humanas.[16]

1.7.3.1 Autossuficiência em sinais de crescimento

A proliferação celular normal depende da presença de factores de crescimento produzidos fora da célula. Uma das principais caraterísticas da célula tumoral é a sua capacidade de proliferação sem dependência de factores de crescimento externos. As células tumorais podem proliferar quer através da produção interna de factores de crescimento, quer através da resposta a níveis de factores de crescimento externos que normalmente não são suficientes para produzir proliferação em células normais.[17]

1.7.3.2 Insensibilidade aos sinais anti-crescimento

Nos tecidos normais, a estabilidade da população celular é mantida por uma série de sinais e factores que inibem a proliferação e a diferenciação celular. Para que as células cancerosas sobrevivam e se reproduzam, estes sinais anti-crescimento devem ser evitados.[18]

1.7.3.3 Invasão dos tecidos e metástases

Cerca de 90% das mortes por cancro são devidas a doença metastática. Quando as células cancerosas deixam o tumor primário e viajam pelo corpo, a capacidade de invadir e colonizar locais distantes para formar metástases depende da aquisição da capacidade de ultrapassar os supressores normais da invasão.[18]

1.7.3.4 Potencial ilimitado de reprodução

Muitas, se não todas, as células humanas normais estão programadas para limitar a sua própria replicação. No entanto, para que as células formem um tumor potencialmente perigoso para a vida, os mecanismos que normalmente limitam a replicação têm de ser interrompidos. Para que uma população de células tumorais se expanda, tem de desenvolver um potencial replicativo ilimitado, ganhando efetivamente a "imortalidade".[19]

1.7.3.5 Angiogénese sustentada

Nos tecidos normais, a função celular contínua depende da disponibilidade de oxigénio e nutrientes e da remoção de resíduos metabólicos através dos leitos capilares. A angiogénese, o processo pelo qual se formam novos vasos sanguíneos, não é uma propriedade inerente à maioria das células em neoplasias pequenas e localizadas. Para se transformarem em tumores maiores e potencialmente metastáticos, a capacidade angiogénica tem de ser adquirida.[20]

1.7.3.6 Evitar a apoptose

Nos tecidos normais, a estabilidade da população celular é mantida através de um processo de morte celular programada, ou apoptose, que está latente em praticamente todos os tipos de células do organismo. A aquisição de resistência à apoptose é um dos principais mecanismos pelos quais as células cancerosas mantêm a proliferação e pensa-se que é um fator crítico de sobrevivência para a maioria dos tumores.[21]

No entanto, a causa de muitos cancros permanece desconhecida. A causa mais comum de morte relacionada com o cancro é o cancro do pulmão e o cancro da mama.

Os três tipos de cancro mais comuns nos homens nos Estados Unidos são:

- Cancro da próstata
- Cancro do pulmão
- Cancro do cólon

Nas mulheres dos EUA, os três tipos de cancro mais comuns são

- Cancro da mama
- Cancro do cólon
- Cancro do pulmão

Há mais de 24 milhões de casos de cancro na Índia, de acordo com uma revelação surpreendente feita pela Organização Mundial de Saúde (OMS). Dos 24 lakhs, 80.000 e 60.000 casos são de cancro da mama e do pulmão, respetivamente.

1.8 Diagnóstico

O instrumento de diagnóstico mais importante continua a ser a história clínica: o carácter das queixas e quaisquer sintomas específicos (fadiga, perda de peso, anemia inexplicável e febre de origem desconhecida, fenómenos paraneoplásicos e outros sinais). Muitas vezes, o exame físico revela a localização de um tumor maligno.[2]

1.8.1 Os métodos de diagnóstico incluem:

- Biópsia, incisional ou excisional;
- Endoscopia, gastrointestinal superior ou inferior, broncoscopia ou endoscopia nasal;
- Radiografias, tomografia computorizada, ressonância magnética, ultra-sons e outras técnicas radiológicas;
- Cintigrafia, Tomografia Computorizada por Emissão de Fotão Único, Tomografia por Emissão de Positrões e outros métodos de medicina nuclear.
- Análises ao sangue, incluindo marcadores tumorais, que podem aumentar a suspeita de certos tipos de tumores ou mesmo ser patognomónicos de uma determinada doença.

Para além do diagnóstico, estas modalidades, especialmente a imagiologia por tomografia computorizada, são frequentemente utilizadas para determinar a operabilidade, ou seja, se é possível remover cirurgicamente um tumor na sua totalidade. Em geral, considera-se que um "diagnóstico tecidular" é essencial para a identificação correta do cancro. Quando tal não é possível, pode ser efectuada uma "terapia empírica", com base nos dados disponíveis, por exemplo, história clínica, radiografias e exames. Ocasionalmente, é encontrado um nódulo metastático ou um gânglio linfático patológico, normalmente no pescoço, para o qual não é possível encontrar um tumor primário. Esta situação é designada por "**carcinoma** de origem desconhecida" e, mais uma vez, o tratamento é empírico, com base na experiência passada da origem mais provável.[6]

1.9 Tratamento do cancro

O objetivo geral do tratamento do cancro é conseguir uma remissão completa da doença, em que já não há qualquer sinal do cancro no organismo. O prognóstico para as pessoas com cancro varia muito, dependendo do tipo específico de cancro, da localização e da fase de evolução do cancro, da idade do doente, do estado geral de saúde e de outros factores. Os planos de tratamento do cancro são individualizados para o caso específico de cada pessoa. O tratamento varia em função do tipo de cancro, do tamanho do tumor, da sua localização, da fase de progressão, da idade e do historial médico do doente, da presença de outros locais de cancro no corpo, entre outros factores. O tratamento do cancro é melhor planeado e realizado por uma equipa de especialistas em cuidados oncológicos. Estes especialistas incluem geralmente médicos oncologistas, oncologistas de radiação, oncologistas cirúrgicos e enfermeiros especializados em cuidados oncológicos. O tratamento do cancro pode incluir cirurgia para remover todo ou parte do tumor canceroso. A quantidade de tumor removido varia em função do seu tamanho e localização e de outros factores. Em alguns casos, pode não ser possível remover a totalidade ou parte de um tumor porque o cancro está demasiado avançado e/ou porque a remoção cirúrgica pode afetar tecidos saudáveis e causar danos permanentes ou mesmo a morte. O tratamento do cancro pode também exigir radioterapia. A radioterapia pode ajudar a encolher um tumor e a garantir que as células cancerígenas que permanecem após a cirurgia foram mortas. A radioterapia também pode ser utilizada em pessoas que não podem remover os seus tumores. A quimioterapia é outra terapia comum para o cancro. A quimioterapia utiliza medicamentos antineoplásicos para matar as células cancerígenas.

Também pode ser recomendado que uma pessoa com cancro se inscreva num ensaio clínico que esteja a testar novas terapias e tratamentos promissores para o cancro. Assegurar uma boa nutrição, controlar a dor e minimizar a incapacidade são também elementos-chave de um programa multifacetado de tratamento do cancro.

Os cuidados regulares de acompanhamento são também muito importantes após o tratamento para ajudar a monitorizar o tratamento e o progresso do doente e para resolver prontamente quaisquer problemas ou complicações. Para algumas pessoas cujo cancro progrediu para uma fase muito avançada, os objectivos do tratamento podem mudar. O tratamento pode deixar de ser a cura da doença e centrar-se em medidas para manter a pessoa confortável e maximizar a qualidade de vida. Este tratamento é frequentemente administrado através de um programa de cuidados paliativos.[22, 23]

1.9.1 Lista dos tratamentos utilizados para o cancro:

A lista de tratamentos mencionados em várias fontes para o cancro inclui a seguinte lista. Procure sempre aconselhamento médico profissional sobre qualquer tratamento ou alteração dos planos de tratamento.[24]

* Os tratamentos dependem do tipo específico de cancro, mas alguns tipos de tratamentos são comuns
* Quimioterapia
* Radioterapia
* Cirurgia
* Terapia biológica (imunoterapia)
* Terapia hormonal
* Terapia combinada - cancros diferentes respondem a diferentes combinações dos vários tratamentos.
* Terapia adjuvante - receber quimioterapia, hormonas ou outra terapia adicional após a cirurgia ou radioterapia.
* Terapia neoadjuvante - quimioterapia adicional, hormona ou outra terapia antes da cirurgia ou radiação.
* Tratamento paliativo - Tratamento dos sintomas do cancro para manter o doente tão confortável e funcional quanto possível, quando o tratamento curativo não é possível ou não é escolhido pelo doente.

1.9.2 Tipos de agentes quimioterapêuticos[25, 26]

A. Agentes alquilantes

    a. Derivados do gás mostarda: Mecloretamina, Ciclofosfamida, Clorambucil,

    b. Etileniminas: Tiotepa e Hexametilmelamina.

    c. Sulfonatos de alquilo: Busulfan.

    d. Hidrazinas e triazenos: Altretamina, Procarbazina, Dacarbazina **e. Nitrosureias:** Carmustina, Lomustina e Estreptozocina

    f. Sais metálicos: Carboplatina, Cisplatina e Oxaliplatina.

B. Alcalóides vegetais

    a. Alcalóides da vinca: Vincristina, Vinblastina e Vinorelbina.

    b. Taxanos: Paclitaxel e Docetaxel[16].

    c. Toxinas de Podophyllum: Etoposide e Tenisopide.

    d. Análogos do camptotecano: Irinotecano e Topotecano.

C. Anti-metabolitos

    a. Antagonista do ácido fólico: Metotrexato.

    b. Antagonista da pirimidina: 5-Fluorouracil, Foxuridina, Citarabina, Capecitabina,

    c. Antagonista das purinas: 6-Mercaptopurina e 6-Tioguanina.

D. Inibidor da adenosina desaminase: Cladribina, Fludarabina, Nelarabina

E. Inibidores da topoisomerase

    a. Inibidores da topoisomerase I: Ironotecano, topotecano

    b. Inibidores da topoisomerase II: Amsacrina, etoposido, teniposido.

F. Anticorpos monoclonais

    a. Cetuximab, Panitumumab, Trastuzumab - CD20 (Rituximab, Tositumomab)

G. Inibidores da tirosina quinase

    a. Axitinib, Bosutinib, Cediranib, Dasatinib, Erlotinib, Gefitinib, Imatinib, Lapatinib, Lestaurtinib, Nilotinib, Semaxanib, Sorafenib, Sunitinib, Vandetanib.

1.10 Apoptose

A apoptose é um tipo de processo de morte celular que desempenha um papel importante no desenvolvimento embrionário e na homeostase, remodelação, vigilância e defesa dos tecidos pelo hospedeiro. As vias que medeiam a apoptose têm um papel vital em processos celulares fundamentais como o crescimento, a proliferação, a diferenciação, a morte, a inflamação e a imunidade. Por conseguinte, a apoptose é essencial para a vida. No entanto, a desregulação da apoptose, que resulta em morte celular insuficiente ou excessiva, tem sido observada em muitas doenças humanas. Por exemplo, uma apoptose insuficiente pode levar à carcinogénese, enquanto uma apoptose excessiva pode causar acidente vascular cerebral, enfarte do miocárdio e insuficiência cardíaca.[27,28]

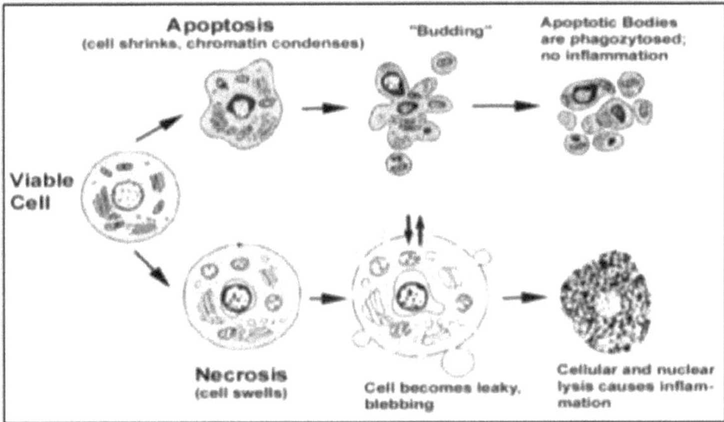

Figura 4. Dif. de Apoptose e Necrose

Existem várias vias celulares que desencadeiam a apoptose, sendo duas delas, as vias extrínseca e intrínseca, melhor caracterizadas. Na via intrínseca, a mitocôndria é o organelo central governado por membros da família Bcl-2 pró- e anti-apoptóticos, e a via extrínseca está associada à família de receptores relacionados com o TNF à superfície da célula (recetor TNF, CD95/Fas e receptores de morte TRAIL, etc.), aos seus homólogos inibidores e ao adaptador citoplasmático ou às moléculas inibidoras de morte (por exemplo, FADD ou FLIP). O processo apoptótico é executado por uma família de cisteína proteases que clivam os seus substratos em resíduos de ácido aspártico. Estas proteases são conhecidas como caspases e são activadas por vias extrínsecas e/ou intrínsecas. A via extrínseca é activada por receptores de morte à superfície da célula, enquanto a via intrínseca é iniciada pela formação do apoptossoma citosólico composto por Apaf-1, procaspase 9 e o citocromo *c* libertado das mitocôndrias[29,30]

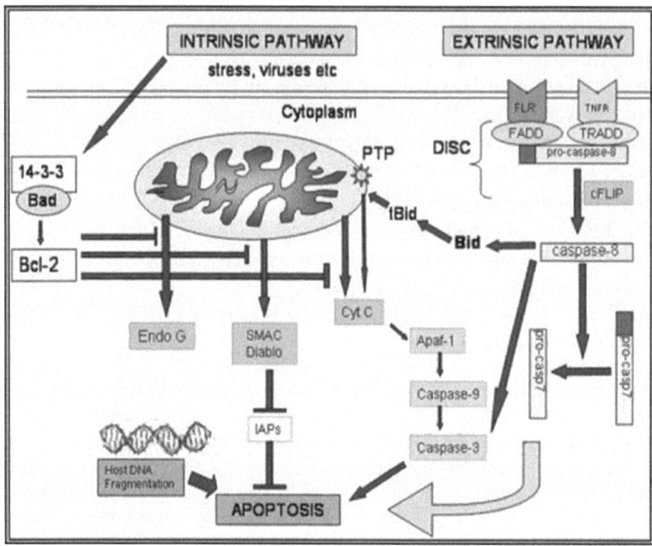

Figura 5. Vias de Apoptose

1.11 Atividade anticancerígena

1.11.1 Linhas celulares utilizadas para o método de rastreio *in vitro*

1.11.1.1 Linha celular

Células específicas que podem crescer indefinidamente com o meio e as condições adequadas, ou seja, células vivas que são mantidas *in vitro* em meios artificiais de soro e nutrientes para o estudo e crescimento de determinadas estirpes, experiências de controlo de doenças ou estudo da reação a determinados medicamentos ou agentes.[31] Os painéis de linhagens de células tumorais humanas, combinados com ensaios rápidos de citotoxicidade de alto rendimento, provaram ser instrumentos valiosos para o rastreio e a avaliação precoce de medicamentos e para a investigação dos mecanismos de resistência aos medicamentos.

O Instituto Nacional do Cancro (NCI) foi pioneiro na utilização de grandes painéis de linhas celulares de tumores humanos para a análise de medicamentos, após ter abandonado os modelos animais anteriormente utilizados. O painel de linhagens celulares orientadas para a doença utilizado pelo NCI é constituído por 60 linhagens celulares diferentes, que consistem em sete subpainéis que representam tumores sólidos comuns, leucemias e linfomas.[32,33] Até à data, foram testados mais de 100 000 compostos e um grande número de extractos de produtos naturais no seu ensaio de inibição do crescimento a curto prazo.[41,43] Normalmente, os compostos são aplicados às linhas celulares numa vasta gama de concentrações, sendo determinadas as concentrações que inibem / matam, por exemplo, 50% das células (GI50 / IC50). As concentrações IC50 de um medicamento em muitas linhas celulares fornecem um perfil específico do medicamento, que pode ser comparado com perfis de outros medicamentos. Esta abordagem tem sido utilizada com êxito para a classificação do mecanismo de ação de fármacos padrão, para a atribuição da ação de fármacos em investigação e para a descoberta de novas classes de compostos quimioterapêuticos.[34, 35, 36]

1.11.1.2 Tipos de cultura de células de mamíferos

- **Culturas primárias**

As culturas primárias são derivadas diretamente de tecido animal normal excisado e cultivadas como cultura de explantes ou após dissociação numa suspensão de células únicas por digestão enzimática. Estas culturas são inicialmente heterogéneas, mas mais tarde tornam-se dominadas por fibroblastos. A preparação de culturas primárias é trabalhosa e estas só podem ser mantidas *in vitro* durante um período de tempo limitado. Durante o seu período de vida relativamente limitado, as células primárias mantêm geralmente muitas das caraterísticas diferenciadas da célula *in-vivo*.[37]

- **Culturas contínuas**

As culturas contínuas são constituídas por um único tipo de célula que pode ser propagado em série em cultura, quer por um número limitado de divisões celulares (aproximadamente trinta), quer indefinidamente. As linhas celulares com uma vida finita são geralmente diplóides e mantêm algum grau de diferenciação. O facto de este tipo de culturas de células entrar em senescência após cerca de trinta ciclos de divisão. Por isso, é essencial estabelecer um sistema de bancos de mestres e trabalhadores para manter essas linhas durante longos períodos. As linhas celulares contínuas que podem ser propagadas indefinidamente têm geralmente esta capacidade porque foram transformadas em células tumorais. As linhas de células tumorais são frequentemente derivadas de tumores clínicos reais, mas a transformação também pode ser induzida utilizando oncogenes virais ou por tratamentos químicos. As linhas celulares transformadas apresentam a vantagem de uma disponibilidade quase ilimitada, mas a desvantagem de terem conservado muito pouco das caraterísticas originais *in vivo*.[37]

1.11.1.3 Isolamento de células

As células podem ser isoladas de tecidos para cultura ex-vivo de várias formas. As células podem ser facilmente purificadas a partir do sangue; no entanto, apenas os glóbulos brancos são capazes de crescer em cultura. As células mononucleares podem ser libertadas dos tecidos moles por digestão enzimática com enzimas como a colagenase, a tripsina ou a pronase, que quebram a matriz extracelular. Em alternativa, podem ser colocados pedaços de tecido em meios de crescimento e as células que crescem ficam disponíveis para cultura. Este método é conhecido como cultura de explantes. As células que são cultivadas diretamente de um indivíduo são conhecidas como células primárias. Com exceção de algumas derivadas de tumores, a maioria das culturas de células primárias tem um tempo de vida limitado. Após um certo número de duplicações da população, as células sofrem o processo de senescência e deixam de se dividir, embora geralmente mantenham a viabilidade.[27] Uma linha celular estabelecida ou imortalizada adquire a capacidade de proliferar indefinidamente, quer através de mutação aleatória, quer através de modificação deliberada, como a expressão artificial do gene da telomerase. Existem numerosas linhas celulares bem estabelecidas representativas de determinados tipos de células.[21]

1.11.1.4 Manutenção de células em cultura

As células são cultivadas e mantidas a uma temperatura e mistura de gases adequadas (normalmente, 37 °C, 5 % de CO2 e 95 % de humidade relativa) numa incubadora de células. As condições de cultura variam muito para cada tipo de célula e a variação das condições para um determinado tipo de célula pode resultar na expressão de fenótipos diferentes. (Ligação Web n.º 4)

Para além da temperatura e da mistura de gases, o fator mais comummente variado no sistema de cultura é o meio de crescimento. As receitas dos meios de cultura podem variar em termos de pH, concentração de glucose, factores de crescimento e presença de outros componentes nutritivos. Os factores de crescimento utilizados para suplementar os meios são frequentemente derivados de sangue animal, como o soro de vitelo. Estes ingredientes derivados do sangue apresentam o potencial de contaminação dos produtos farmacêuticos derivados com vírus ou priões. A prática atual consiste em minimizar ou eliminar a utilização destes ingredientes sempre que possível. (Ligação Web n.º 5)Algumas células vivem naturalmente sem se ligarem a uma superfície, como as células que existem na corrente sanguínea. Outras necessitam de uma superfície, como a maioria das células derivadas de tecidos sólidos. As células cultivadas sem ligação a uma superfície são referidas como culturas em suspensão, por exemplo, HL60, etc. Outras culturas aderentes podem ser cultivadas em plástico de cultura de tecidos, que pode ser revestido com componentes da matriz extracelular (por exemplo, colagénio ou fibronectina) para aumentar as suas propriedades de adesão e fornecer outros sinais necessários para o crescimento. Exemplos de linhas celulares aderentes são NCI-H23, HEK-293T, MCF-7, DU-145, HCT-15, etc.[32]

1.11.1.5 Manipulação de células em cultura

Como as células continuam a dividir-se em cultura, geralmente crescem para preencher a área ou volume disponível. Este facto pode gerar vários problemas:[28]

- Depleção de nutrientes no meio de crescimento.
- Acumulação de células apoptóticas/necróticas (mortas).
- O contacto célula-a-célula pode estimular a paragem do ciclo celular, fazendo com que as células deixem de se dividir, o que se designa por inibição por contacto.
- O contacto célula a célula pode estimular uma diferenciação celular promíscua e indesejada.

Estas questões podem ser resolvidas utilizando métodos de cultura de tecidos que se baseiam numa técnica estéril. Estes métodos têm como objetivo evitar a contaminação com bactérias ou leveduras que irão competir com as células de mamíferos por nutrientes e/ou causar infeção e morte celular. As manipulações são normalmente efectuadas numa capela de segurança biológica ou numa câmara de fluxo laminar para excluir os microrganismos contaminantes. Podem também ser adicionados antibióticos aos meios de cultura.[39,40] Entre as manipulações comuns efectuadas em células de cultura contam-se as mudanças de meios, a passagem de células e a transfecção de células.

1.11.1.6 Mudanças nos media

O objetivo das mudanças de meio é repor os nutrientes e evitar a acumulação de subprodutos metabólicos potencialmente nocivos e de células mortas. No caso das culturas em suspensão, as células podem ser separadas do meio por centrifugação e ressuspendidas em meio fresco. No caso das culturas aderentes, o meio pode ser removido diretamente por aspiração e substituído.[41]

1.11.1.7 Células de passagem

A passagem ou subcultura de uma cultura de células envolve a transferência de um pequeno número de células para um novo recipiente. As células podem ser cultivadas durante mais tempo se forem divididas regularmente, uma vez que isso evita a senescência associada a uma elevada densidade celular prolongada. As culturas em suspensão são facilmente transferidas com uma pequena quantidade de cultura contendo algumas células diluídas num volume maior de meio fresco. No caso das culturas aderentes, as células têm primeiro de ser destacadas; historicamente, isto era feito com uma mistura de tripsina-EDTA; no entanto, estão atualmente disponíveis outras misturas de enzimas para este fim. Um pequeno número de células destacadas pode então ser utilizado para semear uma nova cultura.[42]

1.12 Linhas celulares utilizadas no ensaio

1.12.1 Linha celular HEP-3B (Ligação Web n.º 4)

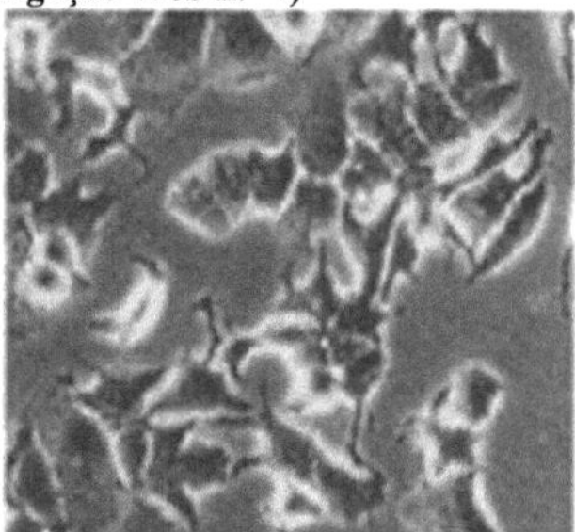

Figura 6. Células HEP-3B

http://www.biochemj.org/bj/333/0057/bj3330057.htm)

Organismo: *Homo sapiens* (humano)
Tecido: fígado; carcinoma hepatocelular
Morfologia: epitelial
Propriedades de crescimento: aderente
Médio

1. Meio de cultura: DMEM (glucose elevada), 10% de soro fetal bovino (FBS).
2. Meio de congelação: 70% DMEM, 10% FBS, 5%V/V DMSO.

A linha celular HEP-3B contém um genoma integrado do vírus da hepatite B. A ATCC confirmou que esta linha celular apresentou resultados positivos para a presença de sequências de ADN do vírus da hepatite B através de PCR. (Ligação Web n.º 4)

1.12.2 Linha celular HCT-15 (Ligação Web n.º 9)

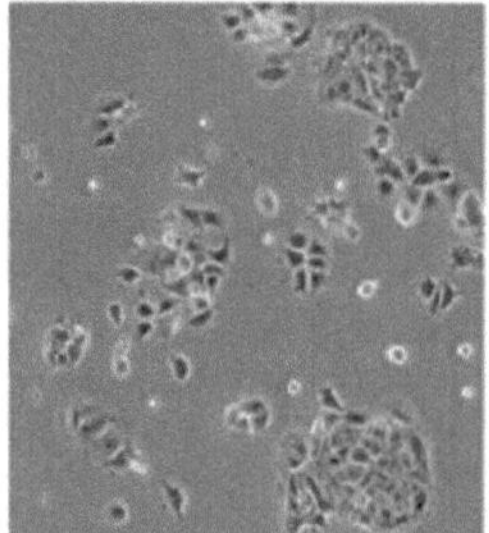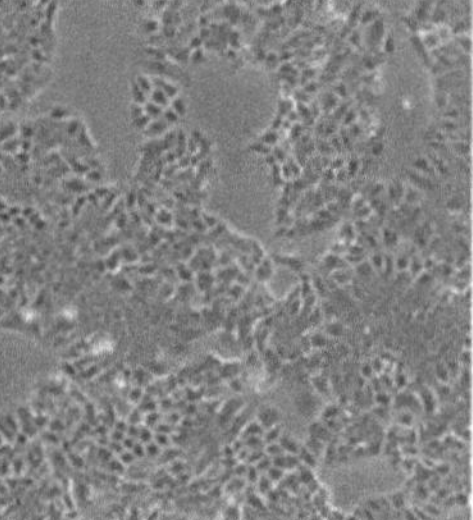

Figura 7. Células HCT-15

(Fotografia de: http://www.atcc.org/Attachments/1757.jpg)
Organismo: *Homo sapiens* (Humano)

Tecido: Cólon
Morfologia: epitelial
Propriedades de crescimento: aderente
Médio

1. Meio de cultura: Meio RPMI-1640, 10% de soro fetal bovino (FBS).

2. Meio de congelação: Meio RPMI-1640, 10% FBS, 5%V/V DMSO.(Link 13) O HCT-15 é um adenocarcinoma colorrectal humano que apresenta uma mutação do gene supressor de tumores p53 e sobreexpressa a glicoproteína-P. A glicoproteína-P actua como uma bomba de efluxo, o que resulta numa menor acumulação intracelular de determinados fármacos, contribuindo para a resistência aos mesmos.

1.12.3 Linha celular Vero (Ligação Web n.º 8)

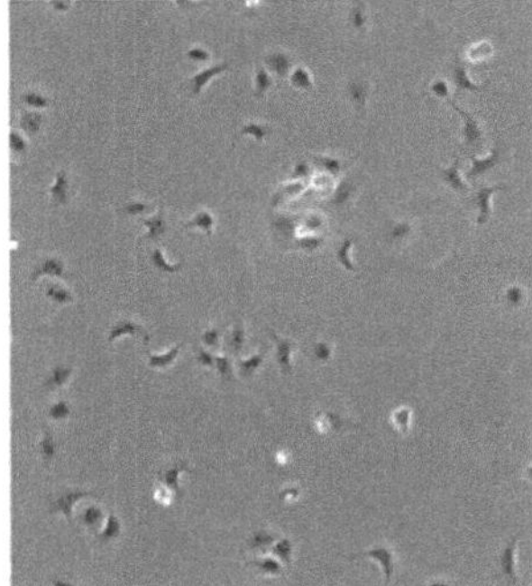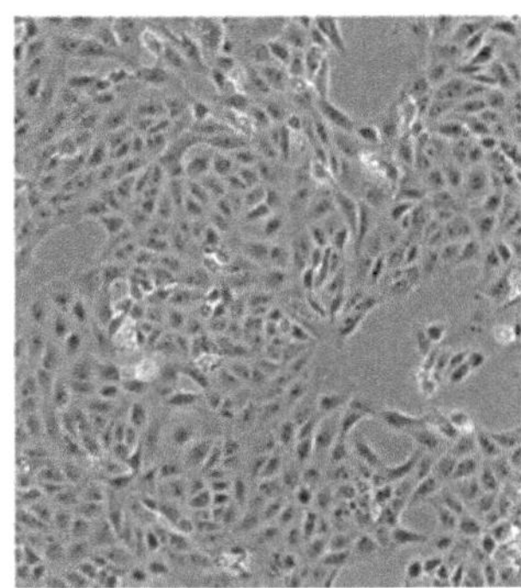

Figura 8. Figura 1.8 Células VERO

(Fotografia de: http://www.atcc.org/Attachments/1771.jpg)
Organismo: *Cercopithecusaethiops*(macaco, verde africano)
Tecido: normal; rim
Morfologia: epitelial
Propriedades de crescimento: aderente
Médio

1. Meio de cultura: D-MEM (glucose elevada), 10% de soro fetal bovino (FBS).

2. Meio de congelação: 70% DMEM, 10% FBS, 5%V/V DMSO.

A linha celular Vero foi iniciada a partir do rim de um macaco verde africano adulto normal, em 27 de março de 1962, por Y. Yasumura e Y. Kawakita na Universidade de Chiba, em Chiba, Japão.
A linha celular foi trazida para o Laboratório de Virologia Tropical, Instituto Nacional de Alergia e Doenças Infecciosas, Institutos Nacionais de Saúde na 93ª passagem da Universidade de Chiba por B. Simizu em 15 de junho de 1964. (Ligação Web n.º 8)

1.12.4 Linha celular K562:

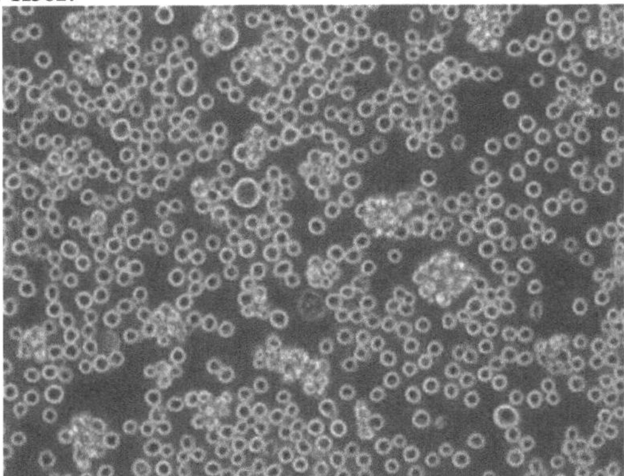

Figura 9. Células K562

Organismo: *Homo sapiens* (Humano)
Tecido: leucemia mieloide crónica (LMC); medula óssea
Morfologia: linfoblasto
Propriedades de crescimento: suspensão
Médio

1. Meio de cultura: DMEM (glucose elevada), 10% de soro fetal bovino (FBS).
2. Meio de congelação: 70% DMEM, 10% FBS, 5%V/V DMSO.

A linha celular contínua K-562 foi criada por Lozzio e Lozzio a partir do derrame pleural de uma mulher de 53 anos com leucemia mielogénica crónica em crise blástica terminal. A população celular foi caracterizada como altamente indiferenciada e da série granulocítica. Estudos efectuados por Anderson, et *al.* sobre as propriedades da membrana de superfície levaram à conclusão de que a K-562 era uma linha de eritroleucemia humana. A linha celular K-562 foi amplamente utilizada como alvo *in vitro* altamente sensível para o ensaio de natural killer. Os blastos K-562 são células hematopoiéticas malignas de potencial múltiplo que se diferenciam espontaneamente em progenitores reconhecíveis das séries eritrocítica, granulocítica e monocítica. (link 6)

1.12.5 Linha celular MCF-7:

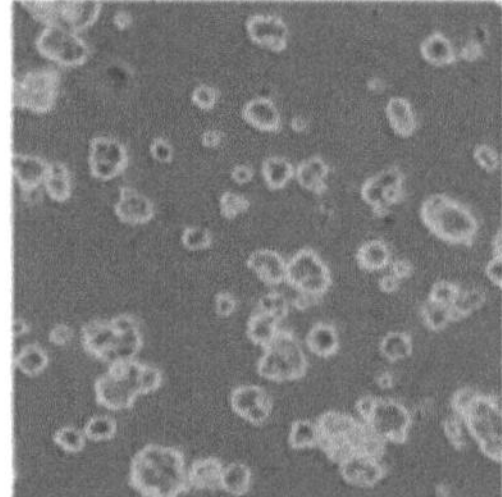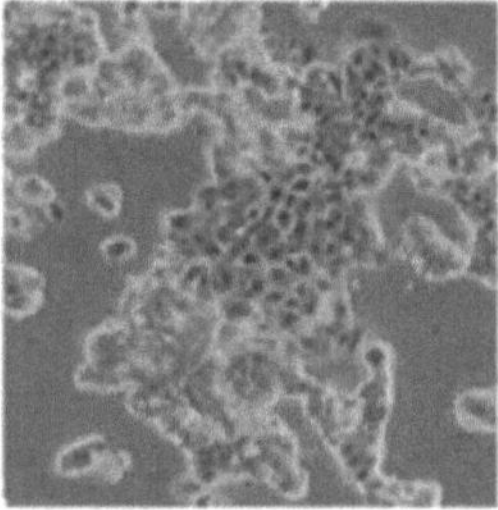

Figura 10. Células MCF-7 (ligação 5)

(http://www.atcc.org/Attachments/1980.jpg)
Organismo: *Homo sapiens* (humano)
Tecido: glândula mamária; adenocarcinoma da mama; derivado de local metastático: derrame pleural
Morfologia: epitelial
Propriedades de crescimento: aderente
Médio

1. Meio de cultura: Meio Essencial Mínimo de Eagle, 0,01mg/ml de insulina bovina, soro fetal bovino a uma concentração final de 10% .2. Meio de congelação: Eagle's Minimum Essential Medium, 0,01mg/ml de insulina bovina, soro fetal bovino a uma concentração final de 10%, 5% V/V DMSO A linha MCF7 mantém várias caraterísticas do epitélio mamário diferenciado, incluindo a capacidade de processar estradiol através de receptores de estrogénio citoplasmáticos e a capacidade de formar cúpulas. O crescimento das células MCF7 é inibido pelo fator de necrose tumoral alfa (TNF alfa). A secreção de IGFBP pode ser modulada pelo tratamento com antiestrogénios.(Link 6)
(http://www.atcc.org/attachments/17392.pdf) A MCF-7 foi isolada em 1970 de uma mulher caucasiana de 69 anos. MCF-7 é o acrónimo de Michigan Cancer Foundation - 7, referindo-se ao instituto de Detroit onde a linha celular foi criada em 1973 por Herbert Soule e colaboradores (Soule, HD *et al.*, 1973). Antes da MCF-7, não era possível aos investigadores do cancro obter uma linha de células mamárias capaz de viver mais do que alguns meses (Glodek, Cass., 1990). A doente, cujo nome é desconhecido para a grande maioria dos investigadores do cancro, morreu em 1970. As suas células foram a fonte de grande parte dos conhecimentos actuais sobre o cancro da mama (Soule, HD *et al.*, 1973). O seu nome era Frances Mallon e, na altura da amostragem, era freira no convento do Imaculado Coração de Maria (Monroe, Michigan) com o nome de Irmã Catherine Frances.

1.13 Rastreio de citotoxicidade *in vitro*[44]

O objetivo de um ensaio de rastreio é testar a capacidade do composto para matar as células, ao mesmo tempo que o ensaio deve ser capaz de discriminar entre células replicantes e células não replicantes. Os bioensaios *in vitro* são habitualmente utilizados para analisar compostos orgânicos sintéticos ou produtos naturais quanto à sua potencial atividade terapêutica contra o cancro. Estes ensaios consistem geralmente em sistemas de cultura de células em que foram estabelecidas linhas de células neoplásicas a partir de tumores humanos ou de outros animais. Além disso, estes bioensaios são frequentemente utilizados em estudos de atividade estrutural de uma série de compostos sintéticos ou semi-sintéticos estruturalmente relacionados, para determinar o efeito de uma determinada modificação química de uma fração reactiva do composto na sua atividade biológica. A abordagem para a descoberta de novos fármacos anticancerígenos evoluiu recentemente de uma dependência do rastreio empírico baseado em células para efeitos anti-proliferativos para uma abordagem mais mecanicista que visa a lesão molecular específica que se pensa ser responsável pelo desenvolvimento e manutenção do fenótipo maligno em várias formas de cancro.[39]

Além disso, as culturas *in vitro* podem ser cultivadas num ambiente controlado (pH, temperatura, humidade, oxigénio/dióxido de carbono, etc.), resultando em lotes homogéneos de células e minimizando assim os erros experimentais.

- a. Aplicação de ensaios de citotoxicidade

1. No rastreio de moléculas anticancerígenas

2. Testes preditivos de medicamentos para tumores, ou seja, a medição da sensibilidade à quimioterapia de células derivadas do tumor do doente pode ser utilizada para conceber um regime quimioterapêutico para os doentes

3. Ensaios de produtos farmacêuticos: Para fazer suposições sobre a toxicidade dos compostos e, assim, reduzir os testes em animais.

- b. Caraterísticas ideais dos métodos *in vitro*

1. Um método ideal de despistagem in vitro deve ser simples, económico, reprodutível, rápido e sensível.

2. O ensaio deve ser aplicável a um grande número de tipos de tumores e de compostos de ensaio.

3. A escolha das linhas celulares deve ser o mais representativa possível da situação clínica.

4. A gama de concentrações do fármaco utilizada *in vitro* deve ser comparável à prevista para os tratamentos *in vivo*.

5. O ensaio deve ser capaz de processar um grande número de amostras rapidamente e de forma automatizada.

6. A aquisição de dados deve ser simples, de fácil interpretação e aplicação.[40]

- c. Vantagens

Embora os modelos animais forneçam resultados mais previsíveis, os ensaios *in vitro* continuam a ser preferidos antes dos ensaios *in vivo* de um potencial agente quimioterapêutico. Existem inúmeras vantagens dos modelos in vitro em relação aos modelos in vivo.

O desenvolvimento de ensaios de citotoxicidade in vitro tem sido impulsionado pela necessidade de

* Para avaliar rapidamente a toxicidade potencial de um grande número de compostos,
* Limitar a experimentação animal sempre que possível, e
* Efetuar ensaios com pequenas quantidades de composto.
* Mais rentável e mais fácil de gerir.

A vantagem mais promissora dos métodos *in vitro* em relação ao método in vivo é que a cultura pode ser cultivada num ambiente controlado (pH, temperatura, humidade, equilíbrio entre oxigénio e dióxido de carbono, etc.), resultando em lotes homogéneos de células e minimizando assim os erros experimentais.

- d. Limitação dos métodos *in vitro*

* Fornecem frequentemente resultados falsos positivos (os compostos não apresentam atividade in vivo) e falsos negativos (os compostos não apresentam atividade in vitro mas apresentam atividade in vivo, uma vez que necessitam de ser biotransformados in vivo em compostos farmacologicamente activos).
* Um segundo problema é o facto de o papel da farmacocinética na determinação dos efeitos dos medicamentos não poder ser avaliado in vitro.
* A geometria dos tumores sólidos in vivo é muito diferente da das células que crescem *in vitro* em suspensão ou em cultura monocamada.

1.13.1 Vários ensaios de citotoxicidade *in vitro*

Para estudar a atividade citotóxica de um composto, são realizados ensaios citotóxicos. Atualmente, está bem documentado que a apoptose ou morte celular programada é o principal mecanismo através do qual os agentes quimioterapêuticos exercem a sua citotoxicidade.[53]

Tabela 1. Ensaios de citotoxicidade in vitro e respetivo princípio

Sr. não.	Categoria do ensaio de viabilidade	Tipo de ensaio	Princípios
1.	Ensaio de integridade da membrana	1. Ensaio de exclusão do corante azul de Tripan 2. Ensaio de corantes fluorescentes 3. Ensaio de fuga de LDH	Determinação da integridade da membrana através da exclusão de corantes de células vivas
2.	Funcional Ensaio	1. Ensaio MTT, XTT 2. Cristal violeta/ácido ensaio da fosfatase (AP) 3. Alamar BlueEnsaios de oxidação-redução 4. Ensaio do vermelho neutro 5. Incorporação de [3H]-timidina/ BrdU	Análise dos componentes metabólicos que são necessários para o crescimento celular
3.	Ensaio de proteínas	Ensaio SRB	Com base na medição do total de Teor proteico.
4.	Ensaio de marcação de ADN	Conjugados Fluorescentes	Seleção simultânea de células e ensaio de viabilidade
5.	Ensaio morfológico	Microscópico Observação	Determinação das alterações morfológicas
6.	Ensaio de reprodução	Formação de colónias Ensaio	Determinação da taxa de crescimento

Estes ensaios são principalmente de dois tipos.

1. Ensaios radioactivos e não radioactivos que medem o aumento da permeabilidade da membrana plasmática, uma vez que as células moribundas se tornam permeáveis.

2. Ensaios colorimétricos que medem a redução da atividade metabólica das mitocôndrias; as mitocôndrias das células mortas não conseguem metabolizar os corantes, enquanto as mitocôndrias das células vivas conseguem metabolizá-los, pelo que se distinguem.

Dependendo do conhecimento dos eventos fisiológicos que ocorrem no ciclo e na morte celular, o tipo de ensaio é escolhido e utilizado. Atualmente, foram desenvolvidos vários métodos para estudar a apoptose em populações de células.

Os testes de citotoxicidade medem a concentração da substância que danifica componentes, estruturas ou vias bioquímicas celulares, e permitem também a extrapolação direta de dados quantitativos para situações in vivo semelhantes. Trata-se da avaliação *in vitro* de um material para determinar se este liberta ou não substâncias químicas tóxicas em quantidades suficientes para matar as células, quer direta quer indiretamente, através da inibição das vias metabólicas celulares.

- **Ensaios de citotoxicidade *in-vitro* utilizados na experiência**
- **Ensaio MTT[54]**

Princípio

É um teste laboratorial e um ensaio colorimétrico padrão para medir o crescimento celular. Pode também ser utilizado para determinar a citotoxicidade de potenciais agentes medicinais e outros materiais tóxicos.

Este ensaio é um ensaio colorimétrico sensível, quantitativo e fiável que mede a viabilidade, a proliferação e a ativação das células. O ensaio baseia-se na capacidade das enzimas desidrogenase mitocondriais em células vivas para converter o substrato amarelo solúvel em água brometo de 3-(4, 5-dimetiltiazol-2-il)-2, 5-difenil tetrazólio (MTT) num produto formazan azul escuro que é insolúvel em água (ver Figura.). A quantidade de formazano produzida é diretamente proporcional ao número de células em várias linhas celulares

A solução de MTT de cor azul é convertida num produto formazan insolúvel de cor púrpura em células vivas, que é solubilizado por uma solução de triton X-100. A reação é catalisada pela enzima succinato desidrogenase.

a. Aplicação

- MTT utilizado para a quantificação espectrofotométrica, não radioactiva, da proliferação e viabilidade celular em populações de células utilizando o formato de placa de 96 poços. Pode ser utilizado para:
- Medição da proliferação celular em resposta a factores de crescimento, citocinas, mitogénios e nutrientes.
- Análise de compostos citotóxicos e citostáticos, tais como medicamentos anti-cancro e outros compostos farmacêuticos.

b. Vantagens do ensaio MTT

- Rápido, versátil, quantitativo e altamente reprodutível
- Adaptável ao rastreio em grande escala; relevante para a maioria das células
- A redução do MTT está correlacionada com os índices de proteína celular e com o número anterior de células

c. Desvantagens do ensaio MTT

- A produção de produtos MTT depende da concentração de MTT no meio. A cinética e o grau de saturação dependem do tipo de célula. O ensaio é menos eficaz na ausência de proliferação celular.
- O MTT não consegue distinguir entre o efeito citostático e o efeito citocida.
- O número de células individuais não é quantificado e os resultados são expressos em percentagem da absorvância do controlo.

O teste é menos eficaz se as células tiverem sido cultivadas no mesmo meio que suportou o crescimento durante alguns dias, o que leva a uma subestimação das amostras de controlo e não tratadas.

1.14 HDAC (Desacilação de Histonas):[6,7]

A acetilação e desacetilação das histonas desempenham um papel vital na alteração da topologia da cromatina e no controlo da transcrição dos genes. A inibição da histona desacetilase provoca a deposição de histonas do núcleo do nucleossoma hiperacetiladas na maioria das regiões da cromatina e afecta a expressão de apenas um pequeno subconjunto de genes, levando à ativação transcricional de alguns genes, mas à repressão de um número igual ou superior de outros genes. Os inibidores da histona desacetilase são uma nova classe de agentes anticancerígenos que evitam a proliferação de células tumorais em cultura e *in vivo*, induzindo a paragem do ciclo celular, a diferenciação e/ou a apoptose. A presente revisão é uma tentativa de enumerar brevemente várias classes de inibidores da histona desacetilase e resumir o seu papel no tratamento do cancro. As proteínas da cromatina são compostas por unidades de repetição regular de nucleossomas em que o ácido desoxirribonucleico (ADN) foi conservado. Os principais componentes da cromatina são o ADN e o ácido ribonucleico (ARN), que têm carga negativa, as proteínas associadas (incluindo as histonas), com carga positiva, e as proteínas cromossómicas não-histonas, que são ácidas a pH neutro. A cromatina pode estar presente no núcleo como heterocromatina, altamente compacta e inativa do ponto de vista transcricional, e como eucromatina, acessível às RNA polimerases para processos transcricionais e expressão genética. Um nucleossoma é constituído por 146 pares de bases nucleotídicas de ADN enroladas em torno do octâmero de histonas central, que é composto por duas cópias de cada uma das proteínas H2A, H2B, H3 e H4. Estas proteínas são básicas devido às cadeias laterais amino-terminais ricas em 1, 2 aminoácido lisina. O equilíbrio entre a acetilação/desacetilação da cauda N-terminal das histonas, um passo crucial na modulação da expressão genética, é mediado por dois conjuntos diferentes de enzimas, as histonas acetiltransferases (HATs) e as histonas desacetilases (HDACs). A hipoacetilação das histonas está associada a uma estrutura de cromatina condensada que resulta na repressão da transcrição dos genes, ao passo que as histonas acetiladas estão associadas a uma estrutura de cromatina mais aberta e à ativação da transcrição. Tanto as HAT como as HDAC regulam, por sua vez, o estado da transcrição não só das histonas mas também de outras proteínas acetiladas, como a p53, o fator nuclear YA (NF-4,5 YA) e o fator de transcrição globina-1 (GATA-1). As enzimas HDAC encontram-se em bactérias, fungos, plantas e animais, enquanto as HAT estão presentes apenas em sistemas eucariotas. A família das enzimas HDAC compreende 18 6, 7 isoformas, que podem ser classificadas em quatro classes.

A classe I, que inclui HDAC1, -2, -3 e -8, está relacionada com o gene RPD3 da levedura;

A classe II, que inclui HDAC4, -5, -6, -7, -9 e -10, está relacionada com o gene Hda1 da levedura;
A classe III, também conhecida como sirtuínas, está relacionada com o gene Sir2 e inclui SIRT1-7, e a classe
IV, que contém apenas HDAC11, tem caraterísticas das classes I e II.

1.14.1 CLASSIFICAÇÃO

Os inibidores clássicos da histona desacetilase (HDACi) actuam exclusivamente nas HDAC de classe I e II,
ligando-se ao domínio catalítico das HDAC que contém zinco. Estes IDH clássicos podem ser classificados,
por ordem decrescente de potência, da seguinte forma

1. Ácidos hidroxâmicos (ou hidroxamatos), como a tricostatina A,

2. Tetrapeptídeo cíclico (como a trapoxina B) e os depsipeptídeos,

3. Benzamidas

4. Cetonas electrofílicas e

5. Os compostos de ácidos alifáticos, como o fenilbutirato e o ácido valpróico.

1.15 HDACi NA TERAPIA DO CANCRO[8]

Os HDACi podem ser importantes para a regulação de processos fisiológicos e patológicos na região celular.
O equilíbrio da acetilação das histonas nucleo-somais desempenha um papel regulador importante na
transcrição de muitos genes. A hipoacetilação das histonas está associada a uma estrutura de cromatina
condensada que resulta na repressão da transcrição de genes, enquanto que as histonas acetiladas estão
associadas a uma estrutura de cromatina mais aberta e à ativação da transcrição. Para além das histonas, outras
proteínas acetiladas também demonstraram ser substratos para os HDAC. Estas incluem p53, NF-YA e GATA-
1. Os HDACi podem induzir a expressão de p21 (WAF1), um regulador da atividade supressora de tumores
do p53. Estão disponíveis no mercado vários fármacos HDACi como agentes anticancerígenos. Atualmente,
muitos HDACi estruturalmente diversos estão em ensaios clínicos, quer em monoterapia quer em terapia
combinada, para o tratamento de diferentes tumores hematológicos e sólidos. Um inibidor, o Vorinostat, foi
licenciado em 2006 pela FDA dos EUA para o tratamento do linfoma cutâneo de células T. O vorinostato é
uma cadeia linear de ácidos gordos e é a referência padrão para os HDACi. A romidepsina (nome comercial
Istodax) foi licenciada pela FDA dos EUA em novembro de 2009 para o tratamento do linfoma cutâneo de
células T. Estão a ser realizados ensaios clínicos com vários HDACi à base de ácido hidroxâmico,
nomeadamente vorinostat, panobinostat, belinostat, givinostat, PCI24781 e JNJ26481585. O vorinostat foi o
primeiro dos HDACi a ser aprovado para o tratamento de CTCL pela FDA dos EUA. Está também a ser
avaliado em ensaios clínicos de Fase II e III como monoterapia e em combinação com outros medicamentos
anticancerígenos, incluindo bortezomib, azacitidina, decitabina, inibidores do proteassoma e taxanos. O
pantobinostato (LBH589) foi considerado mais potente do que o vorinostato em estudos pré-clínicos.
Encontra-se em ensaios clínicos para o tratamento de tumores sólidos em combinação com inibidores da DNA
metilase (azacitidina) e inibidores do proteassoma. Outros HDACi pertencentes à classe dos ácidos
hidroxâmicos, ou seja, belinostat, givinostat, PCI24781 e JNJ26481585, estão também a ser objeto de ensaios
clínicos. O belinostat está em ensaios clínicos de fase I e II para o tratamento do cancro do ovário metastático
e refratário. O Givinostat está a ser investigado num ensaio clínico em doentes com doença de Hodgkin
refractária pré-tratada com administração oral. Dois HDACi de benzamida estão a ser objeto de ensaios
clínicos, nomeadamente o entinostato (MS-275) e o MGCD 103. O MS-275 está a ser objeto de ensaios
clínicos para o tratamento da leucemia aguda avançada e de tumores sólidos. A romidepsina, um péptido
cíclico HDACi, está em ensaios clínicos como monoterapia e em combinação com a gencitabina. Os ácidos
gordos (incluindo o ácido valpróico) são HDACi mais fracos do que os ácidos hidroxâmicos, as benzamidas
ou os péptidos cíclicos, mas estão em ensaios clínicos em monoterapia e em combinação com vários outros
agentes anticancerígenos. É de prever que estes esforços científicos no domínio da investigação dos HDACi
produzam resultados frutuosos nos próximos anos.

Capítulo 2

Amira Abdel Motaal et al.[1] analisaram **as** actividades anticancerígenas e antioxidantes de extractos padronizados de frutos inteiros, polpa e casca de romã egípcia. Diferentes partes do fruto de *Punica granatum* L., família Punicaceae, cultivadas no Egito, foram extraídas e padronizadas para serem avaliadas quanto às suas propriedades anticancerígenas e antioxidantes. O extrato da casca apresentou a atividade antioxidante mais elevada (IC50 = 0,50 ± 0,9 mg/ml) em comparação com os outros dois extractos, bem como uma atividade anticancerígena pronunciada contra as células de cancro da mama humano MCF-7 e as células de cancro do cólon HCT-116 com valores IC50 de 7,7 ± 0,01 e 9,3 ± 0,06 Dg/ml, respetivamente. O extrato padronizado da casca foi formulado em cápsulas. Aqui relatamos a possível utilização de cascas de romã, um produto biológico residual, para desenvolver preparações farmacêuticas naturais.

Allison McCutcheon et al.[2] analisaram o produto alimentar botânico patenteado Monografia científica e clínica do sumo de romã Pom wonderful Acções anticancerígenas *In vitro* Os efeitos anticancerígenos da romã e dos seus componentes foram observados numa grande variedade de modelos *in vitro*, incluindo linhas celulares de cancro da mama, da próstata, do cólon, da leucemia e da pele, entre outros. Os efeitos anti-angiogénicos do polifenol da romã e das fracções de óleo foram avaliados no cancro da mama e em células normais da mama através da medição do fator de crescimento endotelial vascular e do fator de inibição da migração.94 A uma concentração de 25 ug/ml de POM Wonderful PJ, foi também observada uma redução de 100% no crescimento em 4 linhas de cancro do cólon (SW 460 não metastático, SW 620 metastático, HT29 e HCT 116). A capacidade do POM Wonderful PJ para induzir a apoptose foi avaliada nas duas últimas linhas de cancro do cólon utilizando um ensaio ELISA fotométrico. Nas células HCT 116, a apoptose foi induzida apenas 0,7 vezes. No entanto, nas células HT29, a apoptose foi induzida 2,66 vezes em relação aos controlos. Todos os extractos inibiram a proliferação de fibroblastos do miométrio e do líquido amniótico, enquanto apenas os polifenóis do PJ fermentado inibiram o crescimento dos túbulos nas células endoteliais da veia umbilical humana. Estes resultados sugerem que os efeitos antiangiogénicos dos polifenóis da romã surgem através de múltiplos mecanismos.

3. Ahn D et al[3]. fizeram uma revisão O ácido elágico é um fitoquímico, ou químico vegetal, encontrado em framboesas, morangos, arandos, nozes, nozes-pecã, romãs e outros alimentos vegetais. O ácido elágico parece ter algumas propriedades anti-cancerígenas. Pode atuar como um anti-oxidante e, em laboratório, verificou-se que provoca a morte celular em células cancerígenas. Noutros estudos laboratoriais, o ácido elágico parece reduzir o efeito do estrogénio na promoção do crescimento de células de cancro da mama em culturas de tecidos. Há também relatos de que pode ajudar o fígado a decompor ou eliminar do sangue algumas substâncias causadoras de cancro. Alguns defensores afirmam que estes resultados significam que o ácido elágico pode prevenir ou tratar o cancro nos seres humanos. Este facto não foi provado. Infelizmente, muitas substâncias que se revelam promissoras contra o cancro em estudos laboratoriais e em animais não se revelam úteis no ser humano. Também se diz que o ácido elágico reduz as doenças cardíacas, os defeitos de nascença, os problemas de fígado e promove a cicatrização de feridas.

4. Lei Wang et al.[4] analisaram os componentes específicos do sumo de romã como potenciais inibidores da metástase do cancro da próstata. O sumo de romã (PJ) é um produto natural que inibe a progressão do cancro da próstata. Um ensaio clínico em doentes com cancro da próstata recorrente resultou em que nenhum dos doentes evoluiu para um estádio metastático durante o período do ensaio. aumentam vários microRNAs (miRNAs) de supressão tumoral bem conhecidos, diminuem vários miRNAs oncogénicos e inibem o eixo de quimiotaxia do recetor de quimiocinas tipo 4 (CXCR4)/SDF1a. Os nossos resultados sugerem que estes componentes podem ser mais eficazes na inibição do crescimento do cancro da próstata e das metástases do que a simples ingestão do sumo. A modificação química destes componentes poderia aumentar ainda mais a sua biodisponibilidade e a eficácia do tratamento. Além disso, como os mecanismos de metástase são semelhantes para a maioria dos cancros, estes componentes PJ podem também ser eficazes no tratamento de metástases de outros cancros.

5. Ramesh C. Gupta et al.[5] analisaram o tema As bagas dietéticas e o ácido elágico previnem os danos oxidativos no ADN e modulam a expressão dos genes de reparação do ADN. Os danos no ADN são um pré-requisito para o início do cancro e os agentes que reduzem estes danos são úteis na prevenção do cancro. Neste estudo, avaliámos a capacidade das bagas inteiras e do fitoquímico das bagas, o ácido elágico, para reduzir os danos oxidativos endógenos no ADN.

reparação do ADN, como a proteína complementar do grupo A do xeroderma pigmentoso (XPA), a proteína de reparação da excisão do ADN (ERCC5) e a DNA ligase III (DNL3). Estes resultados sugerem que a framboesa vermelha e o ácido elágico reduzem os danos oxidativos endógenos no ADN através de mecanismos que podem envolver um aumento da reparação do ADN.

6. Navindra P. Seeram et al.[6] analisaram os efeitos dos extractos de elagitaninos de frutos, do ácido elágico e do seu metabolito colónico, a urolitina A, na sinalização Wnt. Dados recentes sugerem que os elagitaninos (ETs), uma classe de taninos hidrolisáveis presentes em alguns frutos e nozes, podem ter efeitos benéficos contra o cancro do cólon. No estômago e no intestino, os ETs hidrolisam-se para libertar ácido elágico (EA) e são convertidos pela microbiota intestinal em metabolitos do tipo urolitina-A (UA; 3,*8-dihidroxi-6H-dibenzopiran-6-ona*) que podem persistir no cólon através da circulação entero-hepática. No entanto, pouco se sabe sobre os mecanismos de ação dos compostos nativos ou dos seus metabolitos na carcinogénese do cólon. Sabe-se que os componentes das vias de sinalização Wnt desempenham um papel fundamental na carcinogénese do cólon humano e que a ativação inadequada da cascata de sinalização é observada em 90% dos cancros colorrectais. EA; romã= 55% GAE, 3,5% EA. Os extractos de ET (IC50=28,0-30,0 pg/mL), EA (IC50=19,0 pg/mL; 63 pM) e UA (IC$_{50}$ =9,0 pg/mL; 39 pM) inibiram a sinalização Wnt, sugerindo que os alimentos ricos em ET têm potencial contra a carcinogénese do cólon e que as urolitinas são constituintes bioactivos relevantes no cólon.

7. Mouad Edderkaoui et al.[7] fizeram uma revisão Para determinar o efeito do ácido elágico na apoptose e na proliferação das células cancerosas do pâncreas e para determinar o mecanismo dos efeitos pró-sobrevivência do ácido elágico. Mostramos que o ácido elágico, um composto polifenólico presente em frutos e bagas, em concentrações de 10 a 50 mmol/L estimula a apoptose em células de adenocarcinoma pancreático humano. Além disso, o ácido elágico diminui a proliferação até 20 vezes a 50 mmol/L. O ácido elágico estimula a via mitocondrial da apoptose associada à despolarização mitocondrial, à libertação de citocromo C e à ativação da caspase a jusante. O ácido elágico não afecta diretamente as mitocôndrias. O ácido elágico diminuiu de forma dependente da dose a atividade de ligação DO NF-KB. Além disso, a inibição da atividade de NF-KB utilizando o plasmídeo de tipo selvagem IkB impediu o efeito do ácido elágico na apoptose. Os nossos dados indicam que o ácido elágico estimula a apoptose através da inibição do fator de transcrição pró-sobrevivência NF-KB.

8. Hee Joon Kang et al.[8] analisaram a antiproliferação e a rediferenciação em linhas celulares de cancro da tiroide através de fitoquímicos polifenóis. A carcinogénese da tiroide é acompanhada pela perda de funções específicas da tiroide e refractária à terapia de supressão do iodo radioativo e da hormona estimulante da tiroide (TSH). Foi demonstrado que os agentes rediferenciadores inibem o crescimento do tumor e melhoram a resposta à terapia convencional. Os fitoquímicos polifenólicos (PPs) presentes em frutos e legumes têm sido relatados como inibindo a iniciação, promoção e progressão do cancro e induzindo a rediferenciação em tipos selecionados. Neste estudo, examinámos os PPs que induzem a rediferenciação em linhas celulares de cancro da tiroide. Investigámos os efeitos da genisteína, do resveratrol, da quercetina, do kaempferol e do resorcinol no modelo de diferenciação celular do carcinoma embrionário F9. As linhas celulares de cancro da tiroide, TPC-1, FTC-133, NPA, FRO e ARO, apresentaram uma inibição do crescimento em resposta à genisteína, ao resveratrol e à quercetina. A quercetina aumentou ou induziu *o NIS* nas células FTC-133, NPA e FRO. Estes resultados sugerem que os PP podem constituir uma intervenção terapêutica útil na terapia de rediferenciação do cancro da tiroide.

9. Alexander Link et al.[9] analisaram a quimioprevenção do cancro através de polifenóis alimentares: Promising Role for Epigenetics. A epigenética refere-se a alterações hereditárias que não estão codificadas na própria sequência de ADN, mas que desempenham um papel importante no controlo da expressão genética. Nos mamíferos, os mecanismos epigenéticos incluem alterações na metilação do ADN, modificações das histonas e ARNs não codificantes. Mais recentemente, começámos a compreender que alguns dos polifenóis dietéticos podem exercer os seus efeitos quimiopreventivos, em parte, através da modulação de vários componentes da maquinaria epigenética nos seres humanos. Neste artigo, começamos por discutir a contribuição da dieta e dos factores ambientais para as alterações epigenéticas; posteriormente, apresentamos uma revisão exaustiva da literatura sobre o papel de vários polifenóis alimentares. Em particular, resumimos o conhecimento atual sobre um grande número de agentes alimentares e os seus efeitos na metilação do ADN, nas modificações das histonas e na regulação da expressão de miRNAs não codificantes em vários modelos *in vitro* e *in vivo*. Salientamos como uma maior compreensão dos efeitos quimiopreventivos dos polifenóis dietéticos em alterações epigenéticas específicas pode proporcionar estratégias quimiopreventivas únicas e ainda inexploradas, novas e altamente eficazes para reduzir o peso do cancro e de outras doenças nos seres humanos.

10. Chaturvedula Venkata Sai Prakash et al.[10] analisaram os constituintes químicos bioactivos do sumo, da semente e da casca da romã (*Punica granatum*) A romãzeira, *Punica granatum*, possui uma vasta história etnomédica e representa um reservatório fitoquímico de valor medicinal heurístico. As romãs contêm níveis elevados de uma gama diversificada de fitoquímicos, incluindo polifenóis, açúcares, ácidos gordos (conjugados e não conjugados), compostos aromáticos, aminoácidos, tocoferóis, esteróis, terpenóides, alcalóides, etc. A ação sinérgica dos constituintes da romã parece ser superior à dos constituintes isolados. Na última década, foram publicados numerosos estudos sobre as propriedades antioxidantes, anticancerígenas e anti-inflamatórias dos constituintes da romã, centrados no tratamento e na prevenção do cancro, das doenças cardiovasculares, das doenças dentárias, das infecções bacterianas e da resistência aos antibióticos, bem como dos danos cutâneos induzidos pela radiação ultravioleta. Este artigo apresenta uma revisão crítica de vários constituintes fitoquímicos isolados do sumo, das sementes e das cascas da romã e das suas propriedades medicinais associadas, relacionadas com as propriedades antioxidantes, anticancerígenas, anti-inflamatórias, antibacterianas/antimicrobianas, bem como um breve resumo de outras actividades.

11. Bridgette M Collins-Burow et al.[11] analisaram a utilização do inibidor da histona desacetilase panobinostat em células de cancro da mama triplo-negativas. Investigámos a capacidade do inibidor da histona desacetilase panobinostat (LBH589) para atingir seletivamente a proliferação e sobrevivência de células de cancro da mama triplo-negativo (TNBC) in vitro e a tumorigénese in vivo. O tratamento com panobinostat aumentou a acetilação das histonas, diminuiu a proliferação e a sobrevivência das células e bloqueou a progressão do ciclo celular em G2/M com uma diminuição simultânea da fase S em todas as linhas celulares TNBC. O tratamento também resultou na indução de apoptose às 24 horas em todas as linhas, exceto na linha de células MDA-MB-468. A formação de tumores MDA-MB-231 e BT-549 foi significativamente inibida pelo panobinostato (10 mg/kg/dia) em ratinhos. Para além disso, o panobinostato aumentou a regulação da proteína CDH1 in vitro e in vivo e induziu alterações da morfologia celular nas células MDA-MB-231, consistentes com a inversão do fenótipo mesenquimal.

12. Benjamin Durham et al.[12] analisaram Novos inibidores da histona desacetilase (HDAC) com maior seletividade para HDAC2 e 3 protegem contra a morte das células neurais Os medicamentos que inibem as enzimas denominadas histona desacetilases (HDAC) podem proteger as células neurais da excitotoxicidade do glutamato. No entanto, os inibidores actuais carecem de especificidade e, embora funcionem *in vitro*, têm um potencial substancial de efeitos secundários adversos *in vivo*. Os HDAC2 e 3 têm sido implicados na neurotoxicidade e aqui investigámos o potencial neuroprotector de três novos inibidores de HDAC que mostram seletividade para estes. A capacidade destes inibidores da HDAC para proteger contra a excitotoxicidade do glutamato foi testada utilizando fatias cerebrais organotípicas em cultura de ratos Wistar com 7 dias de idade (P7). A excitotoxicidade do glutamato foi induzida por 200 uM do bloqueador do transportador de glutamato, DL-treo-p-benziloxiaspartato (DL-TBOA). Este foi aplicado sozinho e juntamente com 1 uM dos novos inibidores selectivos HDAC2 e 3 AH51, AH61 e AH62. Todos os três novos inibidores da HDAC preveniram significativamente a morte de células neurais em resposta ao DL-TBOA ($P<0,01$), com viabilidades celulares de 107,5±6,01% ($n = 4$), 97,1± 16,5% ($n = 3$) e 106,7± 6,45% ($n = 4$) para AH51, AH61 e AH62, respetivamente. Este estudo demonstrou que os inibidores selectivos da HDAC2 e 3 podem proteger as células neurais da morte e, por conseguinte, têm potencial como agentes terapêuticos contra a neurotoxicidade.

que estão relacionadas com a atividade anticancerígena numa variedade de linhas celulares cancerígenas. Dada a resistência inerente à apoptose que caracteriza o cancro, a seleção de vias alternativas é uma estratégia atraente para melhorar a terapia antitumoral. A ativação da autofagia representa novos alvos para o tratamento do cancro. Este artigo tem como objetivo discutir criticamente a forma como o potencial anticancerígeno dos inibidores da HDAC pode provocar uma resposta aos cancros humanos através de diferentes vias celulares que conduzem à morte celular.

Capítulo 3

3 OBJECTIVO E FINALIDADE DO TRABALHO DE INVESTIGAÇÃO

Após o consumo de taninos elágicos (ETs), estes são hidrolisados e libertam ácido elágico (EA), que é depois convertido em derivados de urolitina pela microflora intestinal (Seeram, N.P.*et al*) . O EA é conhecido pelas suas propriedades antioxidantes, anti-inflamatórias e anticarcinogénicas, além de ser considerado um biomarcador para estudos de biodisponibilidade humana envolvendo o consumo de alimentos contendo ETs, uma vez que é detectado no plasma humano (Seeram, N.P.*et al*). Por estas razões, escolhemos o EA, entre vários outros fenólicos
compostos presentes (Fischer, U. A.*et al)*. Assim, tendo em vista a potencial utilização do ácido elágico como anticancerígeno, o objetivo do presente trabalho é:

- Estudar a atividade citotóxica do ácido elágico obtido a partir de extractos *de cascas de Punica granatum* em diferentes linhas de células cancerígenas.
- Estudar o potencial anticancerígeno do ácido elágico, seguido de um ensaio de fragmentação do ADN para a apoptose.
- Com base no estudo da literatura, para verificar o efeito do ácido elágico através do estudo do ensaio de inibição da HDAC1 (Histona Desacetilase; Recombinante Humano) como um dos possíveis mecanismos para atuar como anticancerígeno.
- Estudar o efeito inibidor da HDAC1 recombinante humana do ácido elágico em várias concentrações de ácidos elágicos e determinar o valor IC50 inibitório em %.

Capítulo 4

4 Plano de trabalho

O plano do presente inquérito foi concebido de forma sistemática pela seguinte ordem:

1. Estudo bibliográfico
2. Obtenção de ácido elágico de romã
3. Obtenção de linhas de células cancerígenas.
4. Testes de esterilidade e viabilidade e autenticação de linhas celulares.
5. Subcultura e passagem de linhas celulares.
6. Estudo de citotoxidade *in vitro* pelo ensaio MTT.
7. Estudo de fragmentação do ADN
8. Para estudar o efeito inibidor de HDAC1 do ácido elágico
9. Observações e resultados
10. Processamento de dados e interpretação de dados

Capítulo 5

5 Materiais

5.1 Ensaio de rastreio de citotoxicidade

- **Reagentes:**
- Azul de tripano (Sigma)
- Triton X100 (Bioworld)
- DMSO de grau de cultura celular (Medox)
- Bicarbonato de sódio (MP Biomedicals)
- Solução Antibiótica/Antimicótica, 100X Líquida (10000 U/ml Penicilina-G, 10000^g/ml Estreptomicina, 25^g/ml Anfotericina B por ml em solução salina normal a 0,9%) (Himedia)
- EDTA (MP Biomedicals)
- PBS (tampão fosfato salino) (Sigma)
- 0,25% Tripsina 1X (MP Biomedicals)
- Metotrexato (peso molecular: 454,4, Sigma)
- Corante MTT (MP Biomedicals)
- SRB (Sulforhodamina B) (peso molecular MP Biomedicals)
- Ácido tri-cloroacético (peso molecular: 163,4, MP Biomedical)
- Tris-Base (Peso molecular: 1231.14, MP Biomedicals)
- Ácido acético (peso molecular: 60,05, FINAR)
- Etanol (Baroda Chemicals)
- Ácido elágico (Mol. Wt. 327.23) M.P. Biochemicals.
- Colchicina (Mol. Wt. 399.28)
- **Meios de cultura celular:**
- DMEM (Dulbecco's Modified Eagles medium.) com L-Glutamina, sem Bicarbonato de Sódio e Piruvato de Sódio. (MP Biomedicals, Índia)
- Meio Leibovitz L-15 (Modificado) com L Glutamina. (MP Biomedicals, Índia)
- FBS (soro fetal bovino, origem sul-americana, 500 ml) (Quad Five)
- **Artigos de vidro e artigos de plástico:**
- Placa de microtitulação de 96 poços (fundo plano, fundo U, fundo V),
- Frascos de cultura de tecidos (25 cm2 T Flask Vented, 75 cm2 T Flask vented e 150 cm2 T Flask vented) (SPL Life Science, TPP)
- Tubos Falcon (15 ml, 50 ml), criotubos (2 ml, 5 ml), raspador de células,
- Micropontas (Branco 1000-5000 pl, Azul 1000 pl, Amarelo 200 pl, Branco 10 pl) (Volex),
- Frascos de reagentes (100 ml, 250 ml, 500 ml, 1000 ml),
- Câmara de contagem de células do hemocitómetro.
- Tubo de microcentrifugação (2 ml, 1,4 ml) (Tarsons)
- **Equipamentos:**
- Microscópio invertido de fluorescência (Leica DM IL, Alemanha),
- Câmara de segurança biológica de classe II (Esco, Singapura),
- Câmara de segurança citotóxica (Esco, Singapura),
- incubadora de CO2 (RS Biotech, mini galáxia A, Escócia),
- Congelador de profundidade (Dairei, Dinamarca),
- Mini Spin (Eppendorff),
- Leitor de placas ELISA (Thermo, EUA),
- Micropipetas (Eppendorff, Alemanha),
- Sistema de água RO (Millipore, EUA),
- Banho-maria eletrónico (Genie, Índia).
  - o **Ensaio de Apoptose**
- **Reagentes:**

- Tampão de lise celular 10X (Cell Signalling Technology)
- PBS (tampão fosfato salino) (Sigma)
- RNase A (MP Biomedicals)
- Fenol (FINAR)
- Clorofórmio (FINAR)
- Etanol (100%, 70%) (Baroda Chemicals)
- Tampão TE
- Tampão de eletrólise TAE
- Corante para carregamento em gel (Medox)
- Brometo de etídio (Medox)
- Agarose (Medox)
- **Artigos de vidro e artigos de plástico:**
- Placa de microtitulação de 96 poços (fundo plano)
- Micropontas (Azul 1000 pl, Amarelo 200 pl, Branco 10 pl) (Volex)
- Tubo de microcentrifugação (2 ml, 1,4 ml) (Tarsons)
- Frasco cónico, cilindro de medição
- **Equipamentos:**
- Câmara de segurança biológica de classe II (Esco, Singapura),
- Câmara de segurança citotóxica (Esco, Singapura),
- incubadora de CO2 (RS Biotech, mini galáxia A, Escócia),
- Congelador de profundidade (Dairei, Dinamarca),
- Mini Spin (Eppendorff),
- Montagem de eletroforese em gel-Horizontal (Genei)
- Sistema Gel Doc (Genei)
- Transiluminador (Genei)
- Fonte de alimentação para eletroforese (Genei)
- Banho seco (Genei)
- **Ensaio de inibição de HDAC1:**
- Kit de ensaio de inibição de HDAC1 da Cynaman kit No. 10011564
- Flouriskan (Thermo scientific Instruments)

5.2 Métodos

5.2.1 Caracterização das linhas celulares e dos meios de cultura[1]

A caraterização é essencial não só quando se derivam novas linhas, mas também quando uma linha celular é obtida de um banco de células ou de outro laboratório. As culturas são examinadas num microscópio de fase invertida antes do início das experiências e são efectuadas avaliações frequentes da viabilidade da população celular ao longo dos períodos experimentais.

a. Testes de contaminação microbiana

Os dois métodos geralmente utilizados no nosso laboratório para verificar a contaminação bacteriana e fúngica. A deteção é efectuada utilizando meios especiais como o meio de tioglicolato fluido (TGM) e o caldo de soja triptona (TSB) e a observação direta utilizando a coloração de Gram.

A contaminação por bactérias, leveduras ou fungos foi detectada por um aumento da turvação do meio e/ou uma diminuição do pH (amarelo em meios contendo vermelho de fenol como indicador de pH). As células foram inspeccionadas diariamente para detetar a presença ou ausência de crescimento microbiano.

Procedimento: [1]

1. As linhas celulares foram cultivadas na ausência de antibióticos antes do ensaio, utilizando um frasco em T de 25 cm2 não ventilado.

2. No caso de uma linha celular aderente, as células aderentes foram colocadas em suspensão utilizando um raspador de células. As linhas de células em suspensão foram testadas diretamente.

3. Inocularam-se 1,5 ml de amostra de teste (células) em dois tubos de ensaio separados, cada um contendo meio de tioglicolato (TGM) e caldo de triptona de soja (TSB).

4. 0,1 ml de *E. Coli*, 0,1 ml de *B. Subtilis* e 0,1 ml de *C. Sporogenes* foram inoculados em tubos de ensaio

separados (em duplicado) contendo (TGM) e (TSB). Estes foram utilizados como controlos positivos, enquanto dois tubos de ensaio separados de cada um contendo (TGM) e (TSB) não inoculados foram utilizados como controlos negativos.

Os caldos foram incubados da seguinte forma:

Para o TSB, um caldo de cada par foi incubado a 32 °C e o outro a 22 °C durante 4 dias.

Para a TGM, um caldo de cada par foi incubado a 32 °C e o outro a 22 °C durante 4 dias.

Para o TGM inoculado com *C. Sporogenes*, incubar a 32 °C durante 4 dias.

Nota: Os caldos de ensaio e de controlo foram examinados quanto à turvação após 4 dias.

Critérios de validade dos resultados: Se os caldos de controlo mostrarem evidência de bactérias e fungos dentro de 4 dias de incubação em todos os caldos de controlo positivo e os caldos de controlo negativo não mostrarem evidência de bactérias e fungos.

Critérios para um resultado positivo: Os caldos de ensaio que contêm bactérias ou fungos apresentam turvação.

Critérios para um resultado negativo: Os caldos de ensaio devem ser límpidos e não devem apresentar qualquer indício de turvação.

b. Preparação dos meios:

* Preparação do DMEM:

Foram adicionados 13,37 g de DMEM em pó a 1 litro de água destilada e, em seguida, agitou-se continuamente até se formar uma solução límpida. Adicionou-se NaHCO3 para manter o pH 7,0 - 7,2 e, em seguida, a solução foi filtrada utilizando um conjunto de filtração por membrana. A solução foi armazenada num frasco reservatório à temperatura ambiente.

* Preparação de L-15:

1.1.1 gm. de DMEM em pó foi adicionado a 1 litro de água destilada e, em seguida, foi agitado continuamente até se formar uma solução límpida. Adicionou-se NaHCO3 para manter o pH 7,0 - 7,2 e, em seguida, a solução foi filtrada utilizando um conjunto de filtração por membrana. A solução foi armazenada num frasco reservatório à temperatura ambiente.

1.1.2 Determinação da viabilidade celular, densidade e tempo de duplicação da população[1]

A quantificação do crescimento celular, incluindo a proliferação e a viabilidade, tornou-se uma ferramenta essencial para trabalhar em estudos baseados em células.

a. Viabilidade celular pelo método de exclusão do corante azul de Tripan

A viabilidade das células foi determinada pelo método de exclusão do corante azul de Tripan. Este método tira partido da capacidade das células saudáveis com integridade da membrana citoplasmática não comprometida para excluir corantes como o azul de tripano.

b. Contagem de células por hemocitómetro

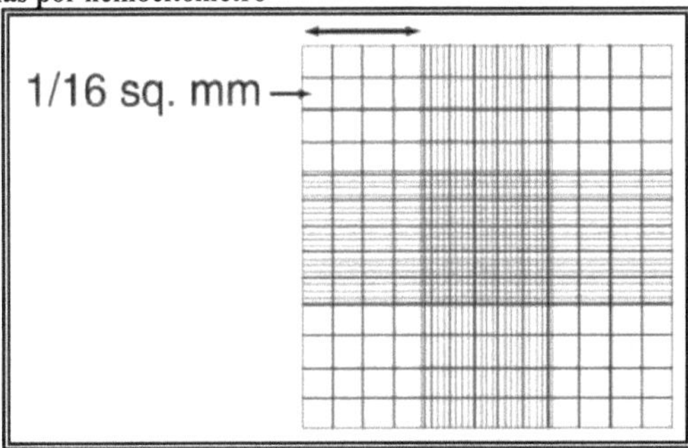

Figura 11. Câmara do hemocitómetro

O hemocitómetro e a lamela foram limpos e enxugados com álcool a 70%. A lamela foi colocada no hemocitómetro. Num tubo de centrifugação separado de 2 ml, adicionou-se a suspensão de células (células em meio de cultura). Preparou-se uma diluição dupla da mistura de reação misturando uma alíquota de 0,1 ml de suspensões celulares com 0,1 ml de azul de Tripan. Em seguida, foram colocados 0,1 ml de suspensão celular para encher a câmara do hemocitómetro. Utilizando um microscópio invertido Lieca, o número de células foi contado numa área de 1 mm^2 com uma objetiva de 10X. As células viáveis e não viáveis foram contadas em ambas as metades da câmara.

c. Cálculos:

(1)**Número total de células viáveis = A X B X C X 10^4**
(2)**Contagem total de células mortas = A X B X D X 10^4**
Em que A = volume da solução celular (ml)
B = Fator de diluição em azul de tripano
C = Número médio de células não coradas
D = Número médio de células mortas/manchadas
10^4 = Conversão de 0,1 mm^3 para ml
(3)**Contagem total de células = Contagem de células viáveis + contagem de células mortas**
(4)   % de viabilidade = (contagem de células viáveis/contagem total de células) X 100
(Vol.: Volume, CS: Solução celular TB: Azul de Tripan)
d. Densidade celular:
A densidade celular é considerada como Células/cm de superfície celular. Foi particularmente importante no caso de uma linha de células aderentes. Foi calculada através da seguinte equação:

> **Cell density = No. of cells / flask divided by surface area of flask**

e. Nível de duplicação da população
É o tempo, expresso em horas, necessário para que o número de células duplique e é recíproco da taxa de multiplicação. (1/r)

> **r = 3.32 (logN$_{II}$-logN$_{I}$)/t$_2$-t$_1$**

(O FBS inativa a tripsina, razão pela qual teve de ser lavado com PBS - EDTA inicialmente)
> Onde, NH= N.º de células colhidas no final do período de crescimento, ou seja, t2 NI
> = N.º de células inoculadas no momento t1= 0

5.2.3 Subcultura / Passagem de linhas celulares[2]
a. Subcultura de linhas de células aderentes:
A linha celular que foi objeto de subcultura foi a seguinte (Freshney IR, 5ª ed., 2001 e Sigma). Todos os reagentes e linhas celulares foram levados à temperatura ambiente antes do início da subcultura, incluindo FBS, L-15, EDTA - solução de tripsina (tripsina - EDTA feita diluindo o stock 1/10 adicionando apenas PBS) e antibióticos. Apenas uma determinada linha celular foi manuseada na câmara de citotoxicidade para evitar a contaminação cruzada das linhas celulares.
1 As células foram divididas quando tinham aproximadamente 80 % de confluência.
1 As células foram lavadas com 0,1 ml cm2 / frasco (2,5 ml no caso de um frasco de 25 cm2) de solução DPBS - EDTA (1 mM EDTA). A monocamada aderente ao frasco foi lavada suavemente, agitando o frasco para a frente e para trás
1 Após 5 minutos, o excesso de PBS - EDTA foi aspirado do frasco
1 No frasco acima referido, adicionou-se 0,1 - 0,2 ml / cm2 de tripsina até toda a monocamada estar coberta e incubou-se durante 3 - 5 min. à temperatura ambiente para separar as células da monocamada
1 As células foram dispersas numa suspensão celular única, pipetando a solução celular para cima e para baixo. As células foram adicionadas a um frasco de meio (L-15 + BSS) contendo FBS.

6. As células foram contadas por hemocitómetro e diluídas até à concentração adequada para sementeira. Por fim, o volume adequado de suspensão de células foi adicionado a um novo frasco contendo meio, juntamente com uma solução de antibiótico a 1 %, e o frasco foi colocado numa incubadora com 5 % de CO2 a 37º C, 75 % de humidade relativa.

7. Esta divisão / passagem foi repetida de 3 em 3 ou de 4 em 4 dias, para que não se diluíssem demasiado ou crescessem demasiado.
b. Subcultura da linha de células em suspensão:
A linha de células em suspensão tem um método de subcultura um pouco diferente da linha de células aderentes. Aqui,

1. As culturas foram observadas num microscópio invertido (Leica, DMIL) com uma objetiva de 10X.

2. A cor amarela do meio indicava que as células tinham crescido demasiado e, em seguida, centrifugar o frasco de cultura a 150 g durante 5 minutos. Após a centrifugação (centrífuga minispin, eppendrof), o frasco foi novamente semeado com uma densidade celular ligeiramente superior e 10 - 20% do meio condicionado (sobrenadante) foi adicionado ao meio fresco.

3. A partir daí, foram retiradas pequenas amostras de células da suspensão celular (100 - 200 ^L). A

densidade celular foi calculada e o número desejado de células foi semeado novamente em frascos recém-preparados sem centrifugação, apenas diluindo as células.

4. Colocar o frasco numa incubadora com 5 % de CO2 a 37 °C, 75 % de humidade relativa.

5. Esta divisão / passagem foi repetida de 3 em 3 ou de 4 em 4 dias, para que não se diluíssem demasiado ou crescessem demasiado.

5.2.4 Preparação da diluição do composto:

a. Preparação da solução-mãe dos compostos em estudo:

Tabela 2. Preparação das amostras

Amostra	Molecular Peso	Solução de stock (mM)	Solução de trabalho (uM)
Ácido elágico	327.23	1M	100 gM
Colchicina	399.44	1M	100 jiM

As amostras foram dissolvidas em DMSO (dimetilsulfóxido). O peso molecular e o cálculo para a preparação de todas as amostras são os indicados abaixo:

-0,032723 mg de ácido elágico em 10 ml de DMSO deu origem a uma solução-mãe 1mM de
ácido elágico.

-0,039944 mg de colchicina em 10 ml de DMSO deram uma solução-mãe 1mM de
colchicina.

Diluição dos compostos de ensaio:

1 Adicionaram-se 9 ml de solução-mãe de 1 mM a 9 ml de meio completo, obtendo-se como solução de trabalho 100 LIM conc. da amostra para ensaio.

Foi efectuada uma diluição de 1:3 da amostra de ensaio, como indicado na Tabela 4.5. A diluição foi efectuada misturando 50 ml de composto de ensaio com 100 ml de meio completo. Para o efeito, foram inicialmente adicionados 100 ml de meio completo aos poços n.ºs 1 a 9. 1 - 9. O poço 10 continha apenas 150 il de substância em estudo, dos quais 50 il foram pipetados e adicionados ao poço n.º 9, que já continha 100 il de meio completo. 9, que já continha 100 il de meio completo, o que levou a uma diluição de 1:3 da amostra de ensaio. O mesmo procedimento foi repetido 9 vezes de modo a obter uma concentração final da amostra de ensaio até 0,005 inn (Tabela n.º 4.6).

Tabela 3. Diluição do composto utilizado no ensaio

(T.S = Amostra de Teste; C.M = Meio de Cultura)

Os poços no. 1 - 9 contêm meios completos 100 gl										
Bem, não.	1	2	3	4	5	6	7	8	9	10
Diluição da amostra	50 gl do poço 2	50 gl do poço 3	50 gl do poço 4	50 gl do poço 5	50 gl do poço 6	50 gl do poço 7	50 gl do poço 8	50 gl do poço 9	50 gl T.S do poço 10	150 gl T.S.
Concentração final (gm)	0,005 gM	0,015 gM	0,045 gM	0,13 gM	0,41 gM	1,23 gM	3,70 gM	11,1 gM	33,3 gM	100 gM

Substância de referência

A colchicina, uma substância citotóxica utilizada na terapia anti-neoplásica, foi avaliada no mesmo sistema celular para obter parâmetros de citotoxicidade. O peso molecular da colchicina é de 399,44 gm./mol. A solução de reserva foi preparada com 1 ml de DMSO, o que produz uma solução de reserva de colchicina com uma concentração de 1 mM. A solução-mãe foi diluída 10 vezes com DMSO a 1% para obter uma solução de 100 pM.

5.2.5 Atribuição de placas

	1	2	3	4	5	6	7	8	9	10	11	12
A	0.005 µM	0.01 µM	0.04 µM	0.13 µM	0.41 µM	1.23 µM	3.7 µM	11.11 µM	33.33 µM	100 µM	NC	PC
B	0.005 µM	0.01 µM	0.04 µM	0.13 µM	0.41 µM	1.23 µM	3.7 µM	11.11 µM	33.33 µM	100 µM	NC	PC
C	0.005 µM	0.01 µM	0.04 µM	0.13 µM	0.41 µM	1.23 µM	3.7 µM	11.11 µM	33.33 µM	100 µM	NC	PC
D	0.005 µM	0.01 µM	0.04 µM	0.13 µM	0.41 µM	1.23 µM	3.7 µM	11.11 µM	33.33 µM	100 µM	NC	PC
E	0.005 µM	0.01 µM	0.04 µM	0.13 µM	0.41 µM	1.23 µM	3.7 µM	11.11 µM	33.33 µM	100 µM	NC	PC
F	0.005 µM	0.01 µM	0.04 µM	0.13 µM	0.41 µM	1.23 µM	3.7 µM	11.11 µM	33.33 µM	100 µM	NC	PC
G	0.005 µM	0.01 µM	0.04 µM	0.13 µM	0.41 µM	1.23 µM	3.7 µM	11.11 µM	33.33 µM	100 µM	NC	PC
H	0.005 µM	0.01 µM	0.04 µM	0.13 µM	0.41 µM	1.23 µM	3.7 µM	11.11 µM	33.33 µM	100 µM	NC	PC

} Standard

Em que, PC = Controlo positivo (células + meio; sem medicamento), NC = Controlo negativo (apenas meio completo; sem células; sem medicamento)

Figura 12. Atribuição de placas

5.2.6 Instalação experimental

a. Linhas celulares e meio de cultura:

As culturas de células MCF-7, HCT-15, HEP-3B, K-562 e VERO utilizadas nestas experiências foram provenientes do Centro Nacional de Ciência Celular (ATCC), Bangalore. As células de reserva destas linhas celulares foram cultivadas em DMEM suplementado com 10% de FBS (soro fetal bovino). Juntamente com os meios de cultura, as células foram também suplementadas com penicilina, estreptomicina e anfotericina - B, numa atmosfera humidificada de 5% de CO_2 a 37°C até atingirem a confluência. As células foram dissociadas com 0,2% de tripsina, 0,02% de EDTA em solução salina de tampão fosfato. As culturas de reserva foram inicialmente cultivadas em frascos de cultura de tecidos de 25 cm^2 , depois em frascos de cultura de tecidos de 75 cm^2 e finalmente em frascos de cultura de tecidos de 150 cm^2 e todas as experiências de citotoxicidade foram efectuadas em placas de microtítulo de 96 poços. Foram adicionadas 2 x 104 células/poço a cada poço das placas de 96 poços. O cálculo foi efectuado da seguinte forma. A partir destas linhas celulares, foi efectuado um estudo de fragmentação do ADN de acordo com o protocolo.

b. Cálculo do número de células em placas de 96 poços:

Para isso, precisamos de calcular o número de células necessárias para 100 poços ~ 96 poços

N.º de células / poço x 100

= 2 x 104 x 100

= 2 x 10^6 células / placa

Volume total de meios para 100 poços

= volume do meio / poço x 100

= 100 pl x 100

= 10 ml

Por conseguinte, precisamos de um total de 2 x 10^6 células em 10 ml de meio, depois aliquotar o volume necessário de suspensão de células em cada poço.

c. Conceção da experiência:

As linhas celulares em fase de crescimento exponencial foram lavadas, tripsinizadas e ressuspensas em meios de cultura completos. As células foram semeadas a 2 x 10^4 células / poço numa placa de microtítulo de 96 poços e incubadas durante 24 horas, durante as quais se formou uma monocamada parcial. As células foram então expostas a várias concentrações do composto de ensaio (conforme indicado na designação da placa) e ao metotrexato padrão. Os poços de controlo receberam apenas o meio de manutenção. As placas foram incubadas a 37 °C numa estufa humidificada com 5 % de CO2 e 75 % de humidade relativa durante um período de 24 horas. As alterações morfológicas das células tratadas com o fármaco foram examinadas com um microscópio invertido em diferentes intervalos de tempo e comparadas com as células que serviram de controlo. No final das 24 horas, a viabilidade celular foi determinada utilizando MTT. Este composto principal avaliado foi analisado no ensaio de fragmentação do ADN para verificar se induzia ou não a apoptose.

5.2.7 Rastreio dos compostos de ensaio através do ensaio MTT[6] Procedimento:

1. Tripsinizar um frasco T-25 e adicionar 5 ml de meio completo às células tripsinizadas. Centrifugar num tubo falcon estéril de 15 ml a 500 rpm na centrífuga de arrefecimento durante 30 min.

2. Remover o meio e ressuspender as células até 1,0 ml com meio completo.

3. Contar e registar as células por ml. Não esquecer de remover as células de forma asséptica durante a contagem.

4. Diluir as células (CV=CV) para 75 000 células por ml. Utilizar meios completos para diluir as células. Adicionar 100 pl de células (7500 células totais) a cada poço e incubar durante a noite.

5. Tratar as células no segundo dia com 20 pl de agonista, inibidor ou fármaco. Adicionar 20 pl de MTT 5 mg/ml a cada poço. Incluir um conjunto de poços com MTT mas sem células (controlo). Tudo deve ser efectuado de forma asséptica.

6. Incubar durante 3,5 horas a 37° C numa estufa de cultura.

7. Remover cuidadosamente o meio. Não perturbar as células e não lavar com PBS.

8. Adicionar 150 pl de solvente MTT (60%DMSO e 40% etanol).

9. Ler a absorvância a 590 nm com um filtro de referência de 620 nm.

10. Após 24 horas, os dados de citotoxicidade foram normalizados através da determinação da absorvância e do cálculo das concentrações químicas correspondentes. A análise de regressão linear com um limite de confiança de 95% e o R^2 foram utilizados para definir curvas de dose-resposta e para calcular a concentração de agentes químicos necessária para reduzir a absorvância do MTT em 50% (IC50).

A percentagem de inibição do crescimento celular ou a percentagem de citotoxicidade foi calculada pela seguinte fórmula:

$$\% \text{ viability} = (AT\text{-}AB) / (AC\text{-}AB) \times 100$$

Onde,

AT=Absorvância das células tratadas (fármaco) AB=Absorvância do branco (sem células) AC=Absorvância do controlo (não tratado)

$$\% \text{ cell growth inhibition (\% cytotoxicity)} = 100 - \%\text{cell survival}$$

Possíveis fontes de erro

- A solução MTT é estável quando armazenada congelada. O armazenamento a 2-8 °C pode resultar em decomposição e produzir resultados erróneos. O desenvolvimento de cor escura ou a formação de cristais indica a deterioração do produto.

- A contaminação microbiana contribuirá para a clivagem do MTT e para a formação de formazan de MTT, produzindo resultados erróneos.

- A evaporação irregular do fluido de cultura nos alvéolos das placas com vários alvéolos pode causar resultados erróneos. Níveis elevados de proteínas (soro, albumina, etc.) no meio de cultura podem formar um precipitado quando se adiciona o Solvente MTT. As amostras com concentrações de proteínas equivalentes a 10% de soro fetal de bovino parecem ser aceitáveis.

AB = Absorvância do branco (apenas meio) AC = Absorvância do controlo (não tratado)

$$\% \text{ cytotoxicity} = 100 - \% \text{ cell survival}$$

5.2.8 Interpretação dos dados

Os valores de absorvância que são inferiores aos das células de controlo indicam uma redução da taxa de proliferação celular. Pelo contrário, uma taxa de absorvância mais elevada indica um aumento da proliferação celular. Raramente, um aumento da proliferação pode ser compensado por morte celular; a evidência de morte celular pode ser inferida a partir de alterações morfológicas.

Após 24 horas, os dados de citotoxicidade foram avaliados através da determinação da absorvância e do cálculo das concentrações químicas correspondentes. A análise de regressão linear com um limite de confiança de 95 % e o R^2 foram utilizados para definir curvas de dose-resposta e para calcular a concentração de agentes químicos necessária para reduzir a absorvância do formazan em 50 % (IC50).

5.2.8.1 Determinação do valor IC50

De acordo com a FDA, a IC50 representa a concentração de um fármaco necessária para uma inibição de 50 % *in vitro*. Para o rastreio primário, utilizamos um limiar de 50% de inibição do crescimento celular como ponto de corte para a toxicidade do composto contra linhas celulares. O IC50 é determinado a partir do gráfico da curva dose-resposta entre o logaritmo da concentração do composto e a percentagem de inibição do crescimento. O valor IC50 foi obtido utilizando métodos de ajuste de curvas com o *GraphPad Prism* como software estatístico (Ver. 5.04)[7].

Os valores de IC50 foram calculados utilizando o programa de regressão não linear Origin A média de dois (em duplicado) foi considerada na determinação. O gráfico foi traçado mantendo a concentração logarítmica do fármaco no eixo X e a % de inibição do crescimento celular ou a % de citotoxicidade no eixo Y. O IC50 foi estimado como a concentração do fármaco na posição de 50 % no eixo Y. A relação deve ser sigmoidal, com a concentração logarítmica do fármaco no eixo X e a "resposta/medida" no eixo Y. O sítio Web do Prism tem alguns bons guias para este efeito. (Ligação Web n.º 5)

5.3 Ensaio de Fragmentação de ADN[5]

A fragmentação do ADN é utilizada há muito tempo para distinguir a apoptose da necrose e é um dos métodos mais fiáveis de deteção de células apoptóticas. O ensaio de fragmentação do ADN permite determinar a quantidade de ADN que é degradado após o tratamento das células com determinados agentes, por exemplo, com TNF-alfa ou anticorpo anti-Fas (IPO- 4).

A apoptose é caracterizada pela ativação de endonucleases endógenas com subsequente clivagem do ADN da cromatina em fragmentos inter-nucleossómicos de 180 BP e múltiplos destes. A clivagem do ADN durante a apoptose ocorre em locais entre nucleossomas, estruturas que contêm proteínas e que ocorrem na cromatina em intervalos de ~200-BP. Esta fragmentação do ADN é frequentemente analisada utilizando a eletroforese em gel de agarose para demonstrar um padrão de "escada" em intervalos de ~200-BP. A necrose, por outro lado, é caracterizada por uma fragmentação aleatória do ADN que forma um "esfregaço" nos géis de agarose.

Procedimento:

a. **Extração e purificação de ADN LMW**

1. Plate e trate a linha celular desejada com uma densidade celular de 3-5 X 10^6 células.

2. Recolha para células aderentes: raspar suavemente as células e colocar as células e o sobrenadante num tubo falcon de 15 ml em gelo. Centrifugar a 1000 g durante 5 minutos a 4 °C. Aspirar o meio antigo, ressuspender o sedimento celular em 1 ml de PBS 1X gelado e transferir para um tubo de microcentrifugação de 1,5 ml.

3. Recolha de células em suspensão. Colocar o meio e as células num tubo falcon de 15 ml com gelo. Centrifugar a 1000 g durante 5 minutos a 4 °C. Aspirar o meio, ressuspender o pellet de células em 1 ml de PBS 1X gelado e transferir para um tubo de microcentrifugação de 1,5 ml.

4. Centrifugar a amostra a 1000 g durante 1 min a 4 °C. Aspirar 1X PBS de lavagem e lisar as células adicionando 500-600 il de tampão de lise. Incubar em gelo durante 15 minutos.

5. Centrifugar a 12000 g a 4 °C durante 20 minutos.

6. Transferir o sobrenadante que contém ADN LMW para um novo tubo, adicionar RNase A até uma concentração final de 100 iig por ml e misturar completamente, agitando o tubo.

7. Incubar a 37 °C durante 1 hora.

8. Extrair adicionando um volume igual (500-600 il) de fenol: Clorofórmio: álcool isoamílico (25:24:1) à amostra e agitando em vórtice durante alguns segundos para misturar corretamente o sol. Rodar o tubo a alta velocidade à temperatura ambiente. Retirar cuidadosamente a fase superior e transferir para um tubo novo. Extrair novamente a fase inferior de fenol adicionando 100 ml de tampão de lise e agitando em vórtice para misturar. Girar novamente o tubo a alta velocidade à temperatura ambiente e combinar a nova fase superior com a fase aquosa anterior.

9. Adicionar 500 il de clorofórmio: álcool isoamílico (24:1) à amostra e misturar brevemente em vórtice. Rodar o tubo a alta velocidade durante 3 minutos à temperatura ambiente. Remover a camada aquosa superior e colocar num novo tubo.

10. Precipitar o ADN adicionando 25-30 il de NaCl 5 M até uma concentração final de 300 mM e adicionar 2-2,5 volumes de etanol a 100% gelado. Deixar durante a noite a -20 °C.

11. Centrifugar a amostra a 12000 g durante 30 minutos à temperatura ambiente. Aspirar cuidadosamente o etanol e lavar a paleta de ADN com 1 ml de etanol a 70 %. Dialogar o sedimento invertendo-o várias vezes. Para que o etanol possa remover qualquer excesso de sais.

12. Centrifugar a amostra a 12000 g durante 20 minutos à temperatura ambiente. O pellet pode estar solto. Por isso, remover cuidadosamente e por completo a lavagem com etanol.

13. Secar o pellet colocando-o num evaporador e centrifugar durante alguns minutos. O tempo de secagem varia consoante a quantidade de etanol remanescente durante a lavagem com etanol a 70 %.

b. Eletroforese em gel de agarose e análise de ADN fragmentado

1. Ressuspender o sedimento de ADN seco, adicionando 18 il de tampão TE e agitando o tubo algumas vezes.

2. Incubar em banho-maria a 45 °C durante 15 minutos.

3. Colocar a amostra de ADN em gelo e adicionar 2 il de tampão de carregamento. Microcentrifugar a amostra para retirar todo o líquido que possa ter-se acumulado na parede lateral do tubo.

4. Derreter 20 il de Agarose 0,8% no micro-ondas. O brometo de etídio pode ser adicionado ao gel ou ao tampão de eletroforese a 0,5 ig/ml. Agitar para misturar o brometo de etídio e verter a agarose para o tabuleiro de moldagem do gel. Colocar o pente de gel para formar os poços.

5. Depois de o gel ter endurecido, retirar o pente de gel e colocar o gel numa cuba de eletroforese com tampão de eletroforese TAE 1X suficiente para cobrir o gel cerca de 1 mm.

6. Aliquotar cuidadosamente a amostra individual de ADN em cada poço. Fixar as tampas de modo a que o ADN migre para o ânodo ou tampa positiva e eletroforese a 100 V.

7. Desligar a fonte de alimentação quando o corante azul de bromofenol tiver migrado 2/3 do gel.

8. Fotografar o gel diretamente no transiluminador UV ou começar por corar o gel com brometo de etídio durante 10 a 30 minutos, descolorar aos 30 minutos em água, se necessário.

5.4 Ensaio de rastreio do inibidor HDAC1

Os nucleossomas, que dobram o ADN cromossómico, contêm duas moléculas de cada uma das histonas centrais H2A, H2B, H3 e H4. Quase duas voltas de ADN são enroladas em torno deste núcleo octamérico, que reprime a transcrição.1 Os terminais amino das histonas estendem-se a partir do núcleo, onde podem ser modificados pós-traducionalmente por acetilação, fosforilação, ubiquitinação e metilação, afectando a sua carga e função.

A acetilação dos grupos e-amino de lisinas de histonas específicas é catalisada por histona acetiltransferases (HATs) e está relacionada com uma estrutura de cromatina aberta e com a ativação de genes. As histona desacetilases (HDAC) catalisam a remoção hidrolítica de grupos acetil dos resíduos de histona lisina e estão relacionadas com a condensação da cromatina e a repressão da transcrição.2,3 Por conseguinte, a inibição das HDAC resulta na ativação da transcrição através do relaxamento conformacional do ADN. As alterações na transcrição de genes-chave associaram os inibidores da HDAC ao bloqueio da angiogénese e do ciclo celular e à promoção da apoptose e da diferenciação. Ao visarem estes componentes-chave da proliferação tumoral, os inibidores da HDAC estão atualmente a ser explorados como potenciais agentes anticancerígenos.4-6

Sobre este ensaio

HDAC1 Inhibitor Screening Assay Kit fornece um método rápido, baseado em fluorescência, para o rastreio de inibidores de HDAC1. O procedimento requer apenas dois passos simples, ambos efectuados na mesma microplaca. Na primeira etapa, um substrato de lisina acetilada é incubado com HDAC1. A desacetilação sensibiliza o substrato de tal forma que o tratamento com o revelador HDAC na segunda etapa liberta um produto fluorescente. O fluoróforo pode ser facilmente analisado utilizando um leitor de placas de fluorescência ou um fluorómetro com comprimentos de onda de excitação de 340-360 nm e comprimentos de onda de emissão de 440-465 nm.

Realização do ensaio

1. **Poços de atividade inicial** a **100%** - adicionar 140 Lil de tampão de ensaio, 10 Lil de HDAC1 diluído e 10 Lil de solvente (o mesmo solvente utilizado para dissolver o inibidor) a três **poços**.

2. **Poços de fundo** - adicionar 150 Lil de tampão de ensaio e 10 Lil de solvente (o mesmo solvente utilizado para dissolver o inibidor) a três poços.

3. **Poços de inibidor** - adicionar 140 Lil de tampão de ensaio, 10 Lil de HDAC1 diluído e 10 Lil de inibidor* a três poços.

4. Iniciar as reacções adicionando 10 l de substrato HDAC a todos os poços
utilizado. 5.   Cobrir a placa com a tampa da placa e incubar num agitador durante 30 minutos a 37°C.

6.   Retirar a tampa da placa e adicionar 40 Lil de Developer. Cobrir a placa com a tampa da placa e incubar durante 15 minutos à temperatura ambiente.

7.   Retirar a tampa da placa e ler a fluorescência utilizando um comprimento de onda de excitação de 340-360 nm e um comprimento de onda de emissão de 440-465 nm. Poderá ser necessário ajustar a regulação do ganho no instrumento para permitir a medição de todas as amostras. A revelação é estável durante 30 minutos. *Os inibidores podem ser dissolvidos em tampão de ensaio, etanol, metanol ou DMSO e devem ser adicionados ao ensaio num volume final de 10 Ll. No caso de a concentração adequada de inibidor necessária para a inibição de HDAC ser completamente desconhecida, recomendamos que sejam ensaiadas várias diluições do inibidor.

Capítulo 6

6 Caracterização das linhas celulares e dos meios de cultura:

Foi efectuada a caraterização das linhas celulares para deteção de contaminação microbiana e cruzada. As linhas celulares utilizadas no estudo foram consideradas isentas de qualquer tipo de contaminação microbiana ou fúngica (Quadro 6.1), condição prévia para a realização do rastreio da citotoxicidade.

Tabela 4. Resultado da caraterização das linhas celulares

Linha celular	%Viabilidade		PDT(hrs.)	Contaminação microbiana	contaminação cruzada	pH
	stock	Após 48 horas.				
MCF-7	64.54	82.8	32.9	sem contaminação	não	7
HEP-3B	60.46	81.82	35.12	sem contaminação	não	7.5
HCT-15	61.05	87.15	20.1	sem contaminação	não	7
K-562	68.53	87.32	28.11	sem contaminação	não	7
VERO	67.3	79.98	19.3	sem contaminação	não	7.5

Os meios de cultura também foram testados quanto a contaminações microbianas. Para evitar a contaminação microbiana, foi adicionado aos meios 2,5% de anfotericina B25 ($^\wedge$g/ml), que actua como concentração de trabalho. A contaminação bacteriana foi evitada pela adição de 1% de antibiótico, 100X (10000 U/ml Penicilina G, 10000$^\wedge$g/ml Estreptomicina) ao meio de cultura. Todas as actividades de subcultura foram realizadas numa cabina de segurança biológica de classe II (Esco, Singapura).

A contaminação cruzada da linha celular foi testada por observação direta de uma determinada linha celular ao microscópio invertido e determina a PDT para uma linha celular específica. A partir dos estudos de viabilidade e da PDT, concluímos que as linhas celulares derivadas do NCCS, Pune, estavam inicialmente isentas de contaminação cruzada.

Para evitar a contaminação cruzada das linhas celulares durante as nossas experiências, foram utilizadas pipetas e pontas de plástico separadas para cada linha celular. Além disso, cada linha celular foi utilizada numa cabina de segurança biológica de classe II. Estes passos revelaram-se válidos para evitar a contaminação cruzada das linhas celulares durante a experiência.

6.   1Viabilidade celular, densidade e tempo de duplicação da população

6.1.   1Linha celular HCT-15

Tabela 5. Resultado da subcultura da linha celular HCT-15

Dia	1st	2nd	3rd
Contagem de células viáveis	29	70	78
Contagem de células não viáveis	20	31	13
% de viabilidade	61.00	70.25	87.1

Células/ml	5.8x105	14x105	35.6x105
Células viáveis no frasco (50 ml)	2.9x107	7x107	17.8x107
pH	7.5	7.5	7
PDT	21.1		

A HCT-15 é uma linha celular aderente, cuja viabilidade era de cerca de 61,00% e a densidade viável era de 2,9x107. A fim de aumentar a viabilidade e a densidade das células, procedeu-se a uma subcultura diluindo as células em meio fresco num novo frasco de cultura. Após 48 horas de incubação, foi alcançada uma viabilidade celular de 87,1% e, nessa altura, a densidade de células viáveis era de $17,8x10^7$ células/ frasco. A PDT foi de cerca de 21,1 horas, pelo que a subcultura foi efectuada após cada 3rd dias. A Tabela 6.3 representa o resultado da subcultura da linha celular HCT-15.

6.1. 2Linhagem celular HEP-3B

Tabela 6. Resultado da subcultura da linha de células HEP - 3B

Dia	1st	2nd	3rd
Contagem de células viáveis	43	56	86
Contagem de células não viáveis	24	23	18
% de viabilidade	64.54	71.23	81.91
Células/ml	5.2x105	10.4x105	15x105
Células viáveis no frasco (50 ml)	15x107	37x107	65x107
pH	7.5-8.5	7.5	7
PDT	35.12 horas.		

A linha de células aderentes HEP - 3Bis, cuja viabilidade era de cerca de 64,54% . A fim de aumentar a viabilidade e a densidade das células, procedeu-se a uma subcultura diluindo as células em meio fresco num novo frasco de cultura. Após 48 horas de incubação, obteve-se uma viabilidade celular de 81,91% e, nessa altura, a densidade celular era de 65 x 107 células / frasco. Verificou-se que a PDT era de cerca de 35,12 horas, pelo que a subcultura foi efectuada a cada 5th dias. A Tabela n.º 6.3 representa o resultado da subcultura da linha de células HEP-3B.

6.1.3 Linha celular Vero (linha celular normal)

Tabela 7. Resultado da subcultura da linha celular vero

Dia	1st	2nd	3rd	4.o

Contagem de células viáveis	33	43	67	89
Contagem de células não viáveis	18	27	39	34
% de viabilidade	54.54	69.79	67.16	71.91
Células/ml	3.6x105	5.4x105	9x105	12.8x105
Células viáveis no frasco (50 ml)	9.81x107	16.95x107	30.2x107	46x10^7
pH	7.0	5.0	4.5	5.0
PDT	27,9 horas.			

Aquando da subcultura, a viabilidade da linha de células Vero era de 54,54%, o que não era significativo, de acordo com o protocolo, para efetuar o estudo da citotoxicidade. A fim de aumentar a viabilidade e a densidade celular da linha de células Vero, a subcultura foi efectuada utilizando meios completos e 5% de FBS adicional juntamente com BSS. Como resultado, no quarto dia de manhã, a densidade de células viáveis aumentou para 46x107 e a viabilidade foi de cerca de 71,91%, o que era adequado para o rastreio da citotoxicidade. O PDT = tempo de duplicação da população de Vero foi de 27,9 horas. A Tabela 6.2 representa os resultados da subcultura de células Vero. O PDT de 27,9 horas indica que a população de células duplicou após cada 27,9 horas. medida que a população de células no frasco aumenta, as células consomem mais meios para o seu crescimento, o que conduz a um pH ácido dos meios, o que exige a adição contínua de meios para a manutenção do pH e das necessidades nutricionais. A subcultura foi efectuada a cada 3rd ou 4th dias, ou seja, duas vezes por semana.

6.1.4 Linha celular K-562

Tabela 8. Resultado da subcultura da linha celular K-562

Dia	1st	2nd	3rd	4.o
Contagem de células viáveis	37	43	70	77
Contagem de células não viáveis	21	24	17	11
% de viabilidade	58.61	60.79	80.16	87.98
Células/ml	3.6x105	5.4x105	9x105	12.8x105
Células viáveis no frasco (50 ml)	1.8x10^7	2.7x107	4.5x10^7	6.1x10^7
pH	7.0	5.0	4.5	5.0
PDT	19.23 horas.			

Aquando da subcultura, a viabilidade da linha de células K-562 era de cerca de 58,61 %, o que não era adequado para o estudo da citotoxicidade, tendo em conta a exigência de uma viabilidade celular superior a 80 %. A fim de aumentar a viabilidade e a densidade celular da linha de células K-562, procedeu-se à subcultura utilizando meios completos e 5 % de FBS adicional. Como resultado, no quarto dia de manhã, a densidade celular aumentou e a viabilidade foi de cerca de 87,98 %, o que era adequado para o rastreio da citotoxicidade. PDT = Population Doubling Time (tempo de duplicação da população) para o K-562 foi de 19,23 horas. A tabela n.º 5.12 representa o resultado da subcultura da célula K-562. O PDT médio para a K-562 foi de 19,23 horas. À medida que a população de células no frasco aumenta, as células consomem mais meios para fins de crescimento, o que leva a um pH ácido dos meios, o que exige a adição contínua de meios para manter o pH e as necessidades nutricionais. A subcultura foi efectuada a cada 3rd ou 4.º dia, ou seja, duas vezes por semana.

6.1.5 Linha celular MCF - 7

Tabela 9. Resultado da subcultura da linha de células MCF-7

Dia	1st	2nd	3rd
Contagem de células viáveis	27	68	77
Contagem de células não viáveis	18	27	11
% de viabilidade	48	71.4	78
Células/ml	3.4x10^5	10.2x105	30.2x105
Células viáveis no frasco (50 ml)	10.7x107	38x10^7	139x107
pH	7.5	7.5	7
PDT	23,4 horas.		

No caso da linha de células MCF-7, a viabilidade foi de 60,46%, mas ainda é necessário passar por uma passagem para o rastreio da citotoxicidade. Na subcultura, após 48 horas, no terceiro dia de manhã, a viabilidade aumentou para 87,2 % e a densidade de células viáveis foi de 139 x 107, o que foi considerado adequado para a realização de experiências. A PDT era de cerca de 23,4 horas. Assim, a subcultura foi efectuada três vezes por semana para a linha de células MCF-7. A tabela n.º 5.5 representa o resultado da subcultura da linha de células MCF-7.

6.2 Rastreio da citotoxicidade *in vitro* do ácido elágico em várias linhas celulares através do ensaio MTT

6.2.1 Estudo da citotoxicidade *in vitro* do ácido elágico através do ensaio MTT em diferentes linhas celulares

Tabela 10. % de inibição do crescimento celular do ácido elágico em diferentes linhas celulares

Conc. logarítmica (gM)	Conc. (gM)	% de inibição celular do aicd elágico				
		MCF-7	HCT-15	HEP-3B	K-562	VERO
-2.29	0.01	37.10	20.56	-7.03	40.84	16.60
-1.82	0.02	24.84	9.41	-21.06	15.28	12.73
-1.34	0.05	38.13	24.29	-16.82	30.45	11.83

-0.86	0.14	29.13	8.79	-12.92	35.60	10.08
-0.39	0.41	22.22	-1.70	4.85	23.15	15.74
0.09	1.23	24.10	0.66	11.27	40.65	13.77
0.57	3.70	50.54	7.16	31.55	35.98	24.70
1.05	11.11	48.65	52.57	13.20	64.62	72.10
1.52	33.33	68.84	60.43	69.60	78.47	75.94
2.00	100	75.56	73.83	78.65	78.25	80.42
Valor IC50 (gM)		14.05	18.52	13.17	9.497	>100
R2		0.8597	0.8305	0.8675	0.8644	0.9419

6.2.2 Estudo *in vitro* da citotoxicidade da colchicina através do ensaio MTT em diferentes linhas celulares

Tabela 11. % de inibição do crescimento celular da colchicina em diferentes linhas celulares

Registo conc.	conc.(gM)	% Inibição celular da colchicina				
		MCF-7	HCT-15	HEP-3B	K-562	VERO
-2.29	0.01	26.16	10.35	4.83	33.67	7.67
-1.82	0.02	26.46	2.03	19.61	21.59	14.09
-1.34	0.05	14.75	-0.64	31.27	10.30	18.25
-0.86	0.14	27.32	-7.26	37.45	21.78	13.40
-0.39	0.41	11.74	4.06	48.26	30.79	-1.94
0.09	1.23	31.61	29.47	48.15	28.17	80.65
0.57	3.70	29.54	46.97	53.26	47.47	60.06
1.05	11.11	62.21	57.28	58.54	62.90	71.16
1.52	33.33	70.61	64.36	70.90	74.12	71.89
2.00	100	74.18	75.46	72.97	73.57	77.62
Valor IC50		9.065	2.426	4.731	4.810	>100
R^2		0.9084	0.9589	0.8758	0.9252	0.7850

6.2. 3 Diferentes curvas de resposta à dose de ácido elágico em comparação com o composto padrão colchicina em diferentes linhas celulares pelo ensaio MTT

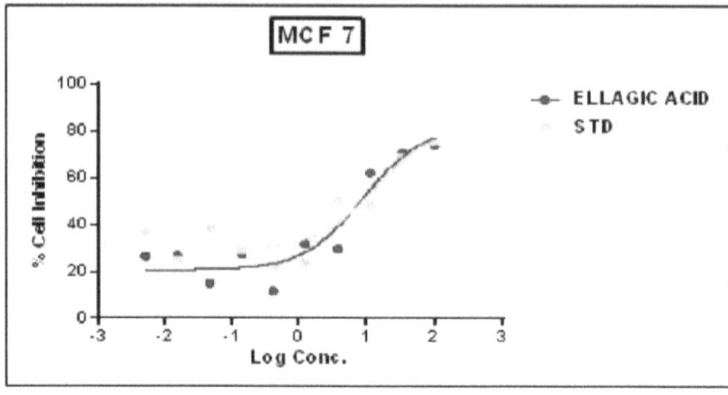

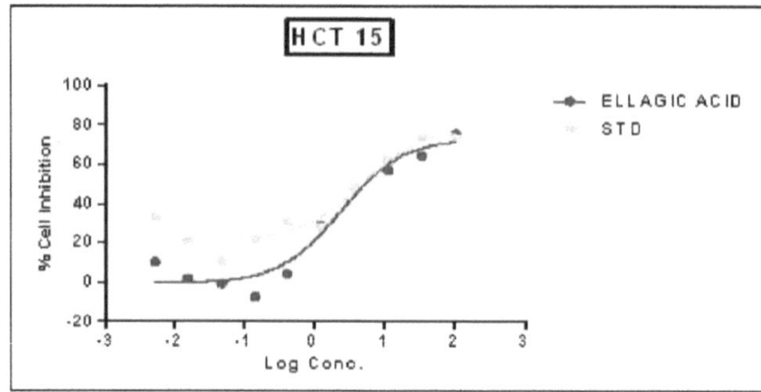

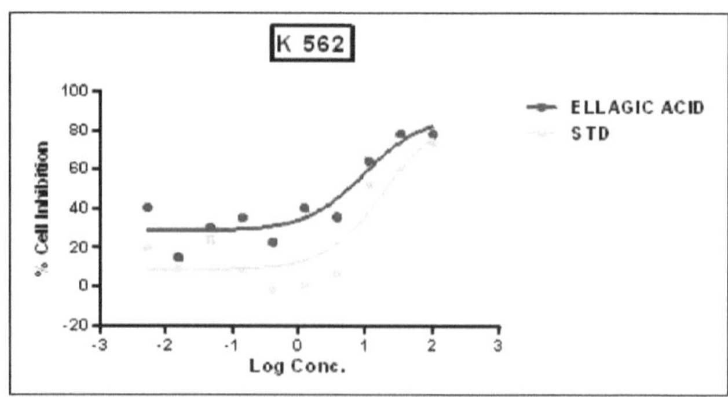

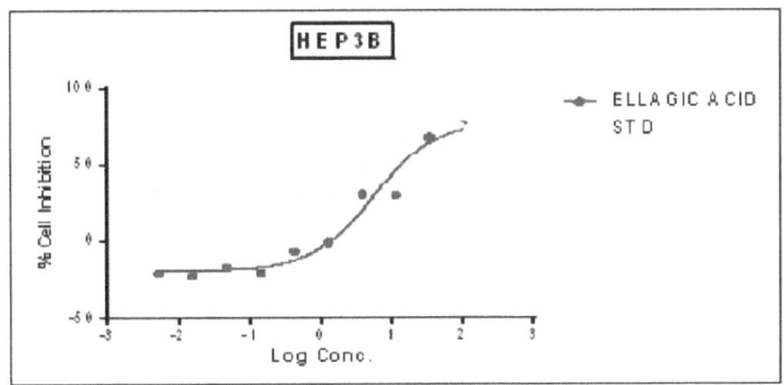

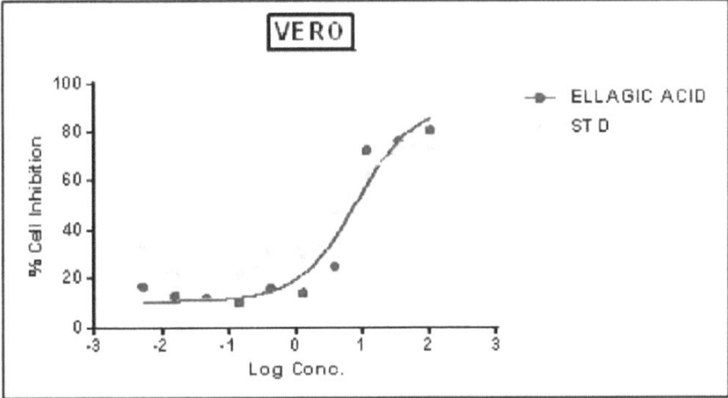

Uma pesquisa da literatura revelou que não foram efectuados estudos sobre a atividade anticancerígena de extractos de plantas, pelo que os estudos acima referidos foram realizados em cinco linhas celulares de cancro humano. Sabe-se que diferentes linhas celulares podem apresentar sensibilidades diferentes em relação a um composto anticancerígeno, pelo que a utilização de mais do que uma linha celular é considerada necessária para a deteção de compostos anticancerígenos.

A partir dos dados obtidos, observou-se que o ácido elágico é altamente eficaz contra o HCT-15 e o HEP-3B, ao passo que tem um efeito moderado no MCF-7 e no K-562, comparável ao padrão colchicina. Os principais componentes polifenólicos são o ácido elágico e o ácido gálico. O ácido elágico é rico em constituintes polifenólicos. Os polifenóis são bem conhecidos pela sua atividade anticancerígena. Estas moléculas podem atuar como agentes bloqueadores do cancro, impedindo o início do processo carcinogénico, e como agentes supressores do cancro, inibindo a sua promoção e progressão. Já foi referido que o ácido gálico e outros compostos polifenólicos com potente atividade anticancerígena actuam diminuindo o potencial da membrana mitocondrial e as espécies de oxigénio reativo intracelular, juntamente com a inibição da topoisomerase II e a inibição angiogénica em diferentes linhas celulares cancerígenas.

De entre todas as linhas celulares em estudo, o ácido elágico do *extrato da casca de Punica granatum* produz o efeito potencial mais elevado em diferentes linhas celulares. A ordem crescente de atividade do ácido elágico pode ser resumida pela seguinte ordem HCT- 15> HEP3B>MCF-7>K-562. Considerando que o ácido elágico não foi eficaz para produzir atividade citotóxica na linha celular Vero, ou seja, na linha celular normal. No entanto, o efeito potencial mais elevado foi encontrado na linha de células HCT-15, que é um tecido isolado do cancro do cólon e, até à data, ninguém relatou o mesmo trabalho. A partir de todos os resultados, pode concluir-se que o ácido elágico do *extrato de casca de Punica granatum* exerce uma boa atividade citotóxica em diferentes linhas celulares cancerosas estudadas.

6.3 Estudo de fragmentação do ADN:

A partir da solução de reserva de ácido elágico, o valor IC50 resultante da respectiva concentração iiM/ml foi selecionado para tratar mais a linha celular, para realizar o ensaio de fragmentação do ADN como parte do estudo da apoptose.

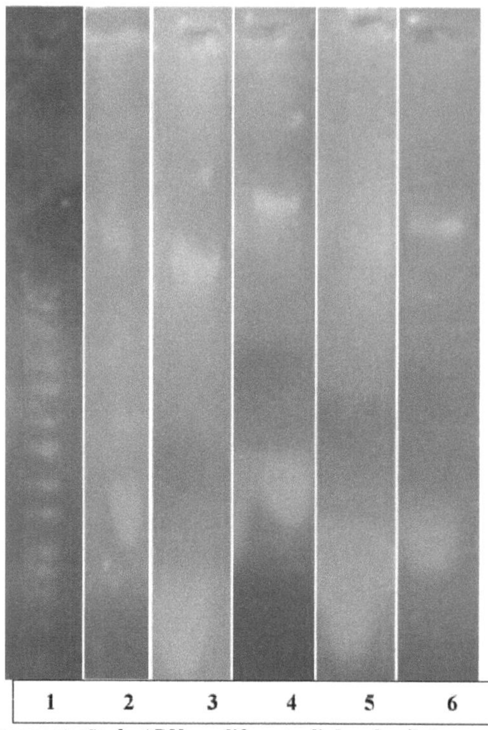

Figura.13 Padrão de fragmentação do ADN em diferentes linhas de células cancerígenas tratadas com conc. IC50 de ácido elágico onde; Pista 1 marcador de ADN; Pista 2 MCF- 7 ; Pista 3 HCT- 15 ; Pista 4 HEP-3B ;Faixa 5 K-562 ; Faixa 6 Vero.

O ensaio de fragmentação do ADN confirmou o efeito antiproliferativo do ácido elágico. Uma célula cancerosa é uma célula humana mutante que difere da célula normal apenas pelo seu crescimento rápido. O ADN das células cancerosas, que se multiplicam rapidamente, está mais exposto do que o das células normais. Assim, o ADN celular é um dos alvos para o tratamento do cancro. A quebra da molécula de ADN é um dos sinais de inibição da replicação do ADN, que pode ser devida à inibição da topoisomerase, enzimas-chave na replicação do ADN (Fig. 6.1).

O ácido elágico derivado do extrato da casca de Punica granatum produz o efeito potencial mais elevado em diferentes linhas celulares. O ácido elágico deu um bom padrão de fragmentação do ADN sob a forma de 4000 a 1000 bps em três linhas celulares, ou seja, HCT-15, HEP-3B e MCF-7. O estudo mostra o padrão de fragmentação definido nas linhas celulares MCF-7, HCT-15, HEP-3B e K-562, ao passo que, no caso da linha celular Vero, o padrão de fragmentação não foi muito claro, uma vez que dá uma banda única clara. Assim, indica que o composto tem menos efeito na linha celular normal, o que revelou que o ácido elágico exibiu um efeito de apoptose. Entre todas as linhas celulares de cancro tratadas, as células MCF-7, HCT-15, HEP3B e K-562 apresentaram um bom padrão de fragmentação do ADN, como se pode ver na figura acima. Esta mostra o conjunto de ADN fragmentado em toda a matriz do gel de agarose com diferentes padrões de pares de bases.

6.4 Estudo *in vitro* da inibição da HDAC1 do ácido elágico através do ensaio de inibição da HDAC1

Tabela 12. % de inibição da HDAC1 pelo ácido elágico

Registo. Conc.	Conc.(gM)	% de inibição
1.0000	10	60.14
1.3010	20	65.76

1.4771	30	70.34
1.6020	40	74.25
1.6989	50	79.45
1.7781	60	82.98
1.8451	70	87.46
1.9030	80	92.45
1.9542	90	94.16
2.0000	100	98.34
IC50		92.50
R^2		0.9981

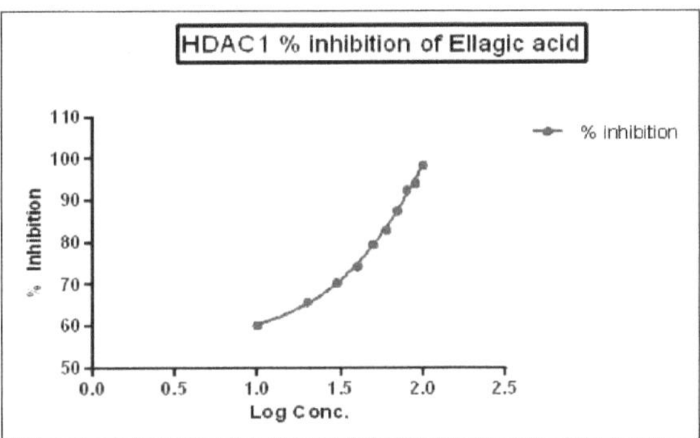

O cancro é a principal doença que causa a morte de seres humanos a nível mundial e está relacionado com diferentes desregulações epigenéticas. Uma das principais desregulações é a sobreexpressão da histona desacetilase (HDAC), incluindo HDAC1, HDAC4, HDAC6 e HDAC7. A regulação positiva da HDAC leva à desacilação da histona na região promotora dos genes supressores de tumores e promove a metilação da histona 3 lisina 9, contribuindo para a heterocromatinização, o que leva a alterações anormais no padrão da cromatina, seguidas de tumorigénese. A descoberta deste inibidor de HDAC irá lançar uma nova luz sobre a terapia do cancro. A nossa dieta normal de frutos e legumes contém diferentes compostos bioactivos, como o sulforafano, o dissulfito de alilo e o butirato, que têm propriedades anticancerígenas. Um estudo da Insilco mostra que estes compostos bioactivos inibem a HDAC 1, ligando-se ao ácido elágico, o local ativo da enzima HDAC. Este complexo composto bioativo HDAC torna-se inativo e não consegue remover o grupo acetilo da cauda da histona, o que ajuda na inibição do cancro. A partir do estudo *in silco* acima referido, podemos concluir que o ácido elágico do extrato de casca de pomgranate apresenta uma atividade inibidora em relação à HDAC (1) na concentração IC50, de acordo com os resultados obtidos, que foi de 92,50, uma vez que o ácido elágico interage com o local ativo da enzima e a transforma numa forma inativa. Enquanto o dissulfureto de alilo e o butirato só conseguem interagir com o sítio ativo e o ácido elágico da HDAC1. Esta experiência é apenas uma abordagem *in silico*, que necessita de aprovação após futuras experiências (*in vivo*). Testámos o ácido elágico contra a HDAC 1. Se os futuros resultados experimentais estabelecerem que estes compostos bioactivos do ácido elágico têm uma potente propriedade de inibição da HDAC *in vivo*, então será acrescentada uma nova dimensão ao tratamento do cancro.

Anexo

DMEM (meio de Eagle modificado de Dulbecco)

DMEM em pó	9 gm
Bicarbonato de sódio	3,8 gm
Água desionizada esterilizada	900 ml
PH ajustado com HCl 1M para 7,4	
Água desionizada esterilizada até	1000 ml

L-15 (Lebovitz-15)

Pó L-15 Bicarbonato de sódio	13,99 gm 3,75 gm
Água desionizada esterilizada	800 ml
PH ajustado com HCl 1M a 7,4 Água desionizada esterilizada até	1000 ml

Solução salina tamponada com fosfato (PBS)

O PBS é frequentemente utilizado para tamponar reacções enzimáticas que requerem um pH tampão entre 6 e 8.

A receita seguinte é para uma concentração 1X para 1 litro.

Cloreto de sódio	8,0 gm
Hidrogenofosfato dissódico	1,15 gm
Cloreto de potássio	0,20 gm
Di-hidrogenofosfato de potássio	0,20 gm.
Água desionizada esterilizada até	1000 ml

Solução MTT

Corante MTT	5 mg
Solução PBS	1 ml

Preparação:

Tomar 5 mg de corante MTT e solubilizar em 1 ml de PBS. A solução deve ser esterilizada por filtração após a adição do MTT. O reagente MTT deve ser mantido a 4C no escuro. A solução de MTT é estável quando armazenada congelada. A conservação a 2-8 °C pode provocar a decomposição e produzir resultados erróneos. O desenvolvimento de uma cor escura ou a formação de cristais indica a deterioração do produto.

Solubilizador para MTT formazan:

DMSO	60%
Etanol	40%
Tritão X-100	Aprox. 1%

Preparação

O dimetilsulfóxido a 60% e o etanol a 40% são utilizados como agente solubilizante. O isopropanol também pode ser utilizado como agente solubilizante no ensaio MTT. Por fim, adicionar aproximadamente 1% de Triton X-100 **Mistura tripsina - EDTA**

Solução de tripsina2,5% (wt/vol)	10ml
0,48 mM EDTA até	100 ml

Tampão de bloqueio

Solução de BSA (albumina de soro bovino) a 2% preparada em PBS.

Hidemi Rikiishi et al.[13] analisaram os efeitos autofágicos e apoptóticos dos inibidores da HDAC nas células cancerígenas. Uma vez que se acredita que as alterações epigenéticas estão envolvidas na repressão de genes supressores de tumores e na promoção da tumorigénese em cancros, os novos compostos dotados de atividade inibidora da histona desacetilase (HDAC) são uma abordagem terapêutica atractiva. De facto, o potencial dos inibidores da HDAC para a terapia do cancro tem sido explorado em modelos pré-clínicos, e alguns agentes aprovados para as neoplasias hematológicas chegaram ao contexto clínico. Os inibidores da HDAC são capazes de mediar a indução da apoptose e da autofagia,

Referência

. R. Webster Kehr, tratamento do cancro com ácido elágico Independent Cancer Research Foundation, Inc. 2011.

. Chaturvedula Venkata Sai Prakash e Indra Prakash. Bioactive Chemical Constituents from Pomegranate (*Punica granatum*) Juice, Seed and Peel-A Review; International Journal of Research in Chemistry and Environment *Vol. 1 Issue 1 July 2011(1-18)* ISSN 2248-9649.

. Amira Abdel Motaal, e Sherif Shaker. Actividades anticancerígenas e antioxidantes de extractos padronizados de frutos inteiros, polpa e casca de romã egípcia The Open Conference Proceedings Journal, 2011, 2, 41-45.

. Allison McCutcheon, PhD; Jay Udani, MD; Donald J. Brown, ND. Produto alimentar botânico patenteado Monografia científica e clínica do sumo de romã Pom Wonderful.

. Anand P, Kunnumakkara AB, Kunnumakara AB, et al. (setembro de 2008). "O cancro é uma doença evitável que exige grandes mudanças no estilo de vida". Pharm. Res.25 (9): 2097-116.

. Chandra R Tate, Lyndsay V Rhodes , H Chris Segar, Jennifer L Driver, F Nell Pounder, Matthew E Burow e Bridgette M Collins-Burow. Direcionar as células de cancro da mama triplenegativas com o inibidor da histona desacetilase panobinostato. Breast Cancer Research 2012, 14:R79 doi:10.1186/bcr3192.

. Hidemi Rikiishi . Efeitos autofágicos e apoptóticos dos inibidores de HDAC em células cancerígenas. Journal of Biomed Biotechnol. 2011; 2011: 830260.

. Benjamin Durham. Novos inibidores da histona desacetilase (HDAC) com seletividade melhorada para HDAC2 e 3 protegem contra a morte de células neurais. Bioscience Horizons (2012) 5 : hzs003 doi: 10.1093/biohorizons/hzs003.

. Kinzler, Kenneth W.; Vogelstein, Bert (2002). "Introdução". A base genética do cancro humano (2ª ed. ilustrada e revista). Nova Iorque: McGraw-Hill, Medical Pub. Divisão Médica. p. 5

Jemal, A; Bray, F, Center, MM, Ferlay, J, Ward, E, Forman, D (4 de fevereiro de 2011). "Estatísticas globais sobre o cancro". CA: um jornal sobre o cancro para clínicos

Contran R, Kumar V, Robbins S. Robbins (1989) Pathologic Basis of Disease, 4th ed., Philadelphia, Pa: Pathologic Basis of Disease. Philadelphia, Pa: WB Saunders;.

Kinzler, Kenneth W.; Vogelstein, Bert (2002). "Introdução". A base genética do cancro humano (2ª edição, ilustrada e revista). Nova Iorque: McGraw-Hill, Medical Pub. Divisão Médica. p. 5. ISBN 978-0-07-137050-9.

ShimkinMB(1976) . Contrário à Natureza: Cancer. Para venda pelo Superintendente de Documentos, US Printing Office, Washington D.C. 20401. Publicação DHEW nº (NIH) 76-720.

Kleinsmith, LJ "Princípios da Biologia do Cancro". (2006). Pearson Benjamin Cummings. ISBN 0-8053-4003-3.

Tannock IF, Hill RP et al. (eds.) "The Basic Science of Oncology" 4th ed. (2005). McGraw-Hill. ISBN 0-07-138774-9.

Dingli D, Nowak MA (setembro de 2006). "Biologia do cancro: células tumorais infecciosas". Nature443 (7107): 35-6.

Croce CM (janeiro de 2008). "Oncogenes e cancro". O jornal de medicina da Nova Inglaterra358 (5): 502-11.

Knudson AG. Dois hits genéticos (mais ou menos) para o cancro. Nature reviews. Cancro; 2001; (2): 157-62.

Nelson DA, Tan TT, Rabson AB, Anderson D, Degenhardt K, White E (setembro de 2004). "A hipóxia e a apoptose defeituosa conduzem à instabilidade genómica e à tumorigénese". Genes & Development18 (17): 2095-107.

Merlo LM, Pepper JW, Reid BJ, Maley CC (dezembro de 2006). "O cancro como um processo evolutivo e ecológico". Nat. Rev. Cancer6 (12): 924-35.

Hanahan D, Weinberg RA. (2000). The hallmarks of cancer. Cell; 100: 57-70.

Jin Z, El-Deiry WS. (2005). Visão geral das vias de sinalização da morte celular. Cancer BiolTher; 4: 139-63.

Bergers G, Benjamin LE (2003). Tumorigénese e o interruptor angiogénico. Nat Rev Cancer; 3: 401-10.

Ghobrial IM, Witzig, TE, Adjei AA. (2005). Direcionar as vias da apoptose na terapia do cancro. CA Cancer J Clin; 55:178-194.

Dolmans DE, Fukumura D, Jain RK. (2003). "Terapia fotodinâmica para o cancro". Nat Rev Cancer; 3(5): 380-7.

Kumar A, Soares H, Wells R. et al. (2005). Os tratamentos experimentais para o cancro em crianças são superiores aos tratamentos estabelecidos? Estudo observacional de ensaios aleatórios controlados do Children's Oncology Group. BMJ; 331(7528): 1295.

Kleinman HK, Liau G. (2001). "terapia para antiangiogénese". J. Natl. Cancer Inst; 93(13): 965-7.

. R. K. Goyal, Anita A. Mehta, R. Balaraman "Elements of Pharmacology" 19th , B.S.ShahPralkashan 2009-10, 593-594.

Klein, E.; Ben-Bassat, H.; Neumann, H.; Ralph, P.; Zeuthen, J.; Polliack, A.; Vanky, F. (1976), "Properties of the K562 cell line, derived from a patient with chronic myeloid leukemia",International Journal of Cancer 18 (4): 421 31, doi:10.1002/ijc.2910180405, PMID 789258

. K.D.Tripathi "Essentials of Medical Pharmacology, 6th Edition, Jaypee Bro. Med Publisher, 2008, 819-820.

.M. Schmidt, H. Bastians, Mitotic drug targets and the development of novel antimitotic anticancer drugs, Drug Resist. Updat. 10 (2007) 162-181.

Ameisen, JC (2002). "On the origin, evolution, and nature of programmed cell death: a timeline of four billion years." Cell Death Differ 9(4): 367-93.

Mullauer, L, Gruber, P, Sebinger, D, Buch, J, Wohlfart, S e Chott, A (2001). "Mutações nos genes da apoptose: um fator patogénico para a doença humana. "Mutat Res 488(3): 211-31.

Lockshin, RA e Zakeri, Z (2001). "Morte celular programada e apoptose: origens da teoria". Nat Rev Mol Cell Biol2(7): 545-50.

Walton JR, Buckley LK. (1975). Modelos celulares no estudo dos mecanismos de toxicidade. Agentes e Acções; 5: 69-88.

Shoemaker RH. et al. (1988). Desenvolvimento de painéis de linhas de células tumorais humanas para utilização no rastreio de medicamentos orientados para a doença. ProgClinBiol Res; 276: 265-86.

Suggitt, M. e Bibby MC. (2005). 50 anos de rastreio pré-clínico de fármacos anticancerígenos: abordagens empíricas a abordagens orientadas para o alvo. Clin Cancer Res; 11: 971-81.

Bussey KJ et al., (2006). Integração de dados sobre o número de cópias de ADN com níveis de expressão de genes e sensibilidades a medicamentos no painel de linhas celulares NCI-60. Mol Cancer Ther; 5: 853-67.

Dhar S. et al., (1996). Caracterização de fármacos anti-cancro utilizando um painel de linhas celulares humanas que representam tipos definidos de resistência a fármacos. Br J Cancer; 74: 888-96.

Paull, KD. et al (1989). Visualização e análise de padrões de atividade diferencial de fármacos contra linhas de células tumorais humanas: desenvolvimento de gráfico médio e algoritmo COMPARE. J Natl CancerInst; 81: 1088-92.

Weinstein, JN. et al (1997). Uma abordagem de informação intensiva para a farmacologia molecular do cancro. Science; 275: 343-9.

. Freshney IR. (2005). "Culture of animal cells, A manual of basic technique", 5ª edição, Wiley-Liss, Nova Iorque. EUA: 508.

Roberts e Spoon, Handbook of Experimental Pharmacology, 1990, 95, 41958.

Cabrera CM et al., (2006). Testes de identidade: Determinação da contaminação cruzada. Citotecnologia; 51: 45-50.

Bruce A. Chabner (1990). In Defense of Cell-Line Screening, Journal of the National Cancer Institute; 82(13).

MacLeod RAF. et al., (1999). Contaminação cruzada generalizada intra-espécies de linhas de células tumorais humanas. Jornal Internacional do Cancro; 83:555-563.

Chatterjee R. (2007). Biologia celular. Casos de identidade trocada. Science; 315: 928-931.

Ian Freshney, Culture of animal cells, A manual of basic technique, 5th edition, pp. 200- 201, 209-211, 213-214, 251, 328-332, 335-338, 359-370, 508.

Weinstein, JN. et al (1997). Uma abordagem intensiva de informação para a farmacologia molecular do cancro. Science;275: 343-9.

Bussey KJ et al., (2006). Integração de dados sobre o número de cópias de ADN com níveis de expressão de genes e sensibilidades a medicamentos no painel de linhas celulares NCI-60. Mol

Cancer Ther; 5: 853-67.

Dhar S. et al., (1996). Caracterização de fármacos anti-cancro utilizando um painel de linhas celulares humanas que representam tipos definidos de resistência a fármacos. Br J Cancer; 74: 888-96.

Paull, KD. et al (1989). Visualização e análise de padrões de atividade diferencial de fármacos contra linhas de células tumorais humanas: desenvolvimento de gráfico médio e algoritmo COMPARE. J Natl CancerInst; 81: 1088-92.

Weinstein, JN. et al (1997). Uma abordagem de informação intensiva para a farmacologia molecular do cancro. Science; 275: 343-9.

. Freshney IR. (2005). "Culture of animal cells, A manual of basic technique", 5ª edição, Wiley-Liss, Nova Iorque. EUA: 508.

Roberts e Spoon, Handbook of Experimental Pharmacology, 1990, 95, 41958.

Cabrera CM et al., (2006). Testes de identidade: Determinação da contaminação cruzada. Citotecnologia; 51: 45-50.

Bruce A. Chabner (1990). In Defense of Cell-Line Screening, Journal of the National Cancer Institute; 82(13).

MacLeod RAF. et al., (1999). Contaminação cruzada generalizada intra-espécies de linhas de células tumorais humanas. Jornal Internacional do Cancro; 83:555-563.

Chatterjee R. (2007). Biologia celular. Casos de identidade trocada. Science; 315: 928-931.

0.Ian Freshney, Culture of animal cells, A manual of basic technique, 5th edition, pp no. 200-201, 209-211, 213-214, 251, 328-332, 335-338, 359-370, 508.

Weinstein, JN. et al (1997). Uma abordagem intensiva de informação para a farmacologia molecular do cancro. Science;275: 343-9.

.(Klein, E.; Ben-Bassat, H.; Neumann, H.; Ralph, P.; Zeuthen, J.; Polliack, A.; Vanky, F. (1976), "Properties of the K562 cell line, derived from a patient with chronic myeloid leukemia",International Journal of Cancer 18 (4): 421 31, doi:10.1002/ijc.2910180405, PMID 789258.

Ligações Web:

http: //en.wikipediea. org/wiki/pomgranate#p

http://www.phytochemicals.info/

http://www.ellagic-research.org/summary.htm

http://www.biochemj.org/bj/333/0057/bj3330057.htm

http://www.sigmaaldrich.com/ Área _de_ interesse / Life_Science/

(http://www.atcc.org/Attachments/1980.jpg)

Cultura de células, http: //www.answers. com/topic/cell-culture

http: //www.atcc.org/attachments/17450.pdf

http://www.cellceutix.com/HCT-15.taxol.v2.pdf

Amira Abdel Motaal, e Sherif Shaker. Actividades anticancerígenas e antioxidantes de extractos padronizados de frutos inteiros, polpa e casca de romã egípcia The Open Conference Proceedings Journal, 2011, 2, 41-45.

Allison McCutcheon, PhD; Jay Udani, MD; Donald J. Brown, ND. American Botanical Council, Proprietary Botanical Food ProductScientific And Clinical Monograph FoR Pom Wonderful Pomegranate Juice. 2-20

Ahn D, Putt D, Kresty L, Stoner GD, Fromm D, Hollenberg PF. O ácido elágico é um fitoquímico, ou produto químico vegetal, encontrado em framboesas, morangos, arandos, nozes, nozes-pecã, romãs e outros alimentos vegetais. O ácido elágico parece ter algumas propriedades anti-cancerígenas. 1996;17:821-828.

Lei Wang, Jeffrey Ho, Carlotta Glackin e Manuela Martins-Green. Componentes específicos do sumo de romã como potenciais inibidores da metástase do cancro da próstata, Transl Oncol. 2012; 5(5): 344-355.

Harini S. Aiyer,1 Manicka V. Vadhanam,1 Radka Stoyanova,3 Gerard D. Caprio,3 Margie L. Clapper,3 e Ramesh C. Gupta1. Dietary Berries and Ellagic Acid Prevent Oxidative DNA Damage and Modulate Expression of DNA Repair Genes. Jornal Internacional de Ciência Molecular. março de 2008; 9(3): 327-341.

Meenakshi Sharma, Liya Li, Jeremy Celver, Caroline Killian, Abraham Kovoor e Navindra P. Seeram Effects of Fruit Ellagitannin Extracts, Ellagic Acid, and Their Colonic Metabolite, Urolithin A, on Wnt Signaling. J Agric Food Chem. 2010 April 14; 58(7): 3965-3969.

Mouad Edderkaoui, Irina Odinokova, Izumi Ohno, Ilya Gukovsky, Vay Liang W Go, Stephen J Pandol e Anna S Gukovskaya. Determinar o efeito do ácido elágico na apoptose e na proliferação das células cancerígenas pancreáticas e determinar o mecanismo dos efeitos pró-sobrevivência do ácido elágico. World J Gastroenterol. 2008 junho 21; 14(23): 3672-3680.

Hee Joon Kang, Yeo-Kyu Youn, Mi-Kyoung Hong, e Lee Su Kim . Antiproliferação e Rediferenciação em Linhas de Células de Cancro da Tiroide por Fitoquímicos Polifenóis. J Korean Med Sci. 2011 julho; 26(7): 893-899.

Alexander Link, Francesc Balaguer e Ajay Goel. Cancer Chemoprevention by Dietary Polyphenols: Promising Role for Epigenetics, Biochem Pharmacol. 2010 December 15; 80(12): 1771-1792.

Chaturvedula Venkata Sai Prakash e Indra Prakash. Bioactive Chemical Constituents from Pomegranate (*Punica granatum*) Juice, Seed and Peel-A Review; International Journal of Research in Chemistry and Environment *Vol. 1 Issue 1 July 2011(1-18)* ISSN 2248-9649.

Chandra R Tate, Lyndsay V Rhodes, H Chris Segar, Jennifer L Driver, F Nell Pounder, Matthew E Burow e Bridgette M Collins-Burow. Direcionar as células de cancro da mama triplenegativas com o inibidor da histona desacetilase panobinostato. Breast Cancer Research 2012, 14:R79 doi:10.1186/bcr3192.

Benjamin Durham. Novos inibidores da histona desacetilase (HDAC) com seletividade melhorada para HDAC2 e 3 protegem contra a morte de células neurais. Bioscience Horizons (2012) 5: hzs003 doi: 10.1093/biohorizons/hzs003.

Hidemi Rikiishi . Efeitos autofágicos e apoptóticos dos inibidores de HDAC em células cancerígenas. Journal of Biomed Biotechnol. 2011; 2011: 830260.

Weinstein, JN. et al (1997). Uma abordagem intensiva de informação para a farmacologia molecular do cancro. Science;275: 343-9.

Freshney IR. (2005). "Culture of animal cells, A manual of basic technique", 5ª edição, Wiley-Liss, Nova Iorque. EUA: 508.

Azade Taheri, Fatemeh Atyabi, Faranak Salman Nouri, Fatemeh Ahadi, Mohammad Ali Derakhshan, Mohsen Amini, Mohammad Hossein Ghahremani, Seyed Nasser Ostad, Pooria Mansoori e Rassoul Dinarvand, (2011) Nanopartículas de Metotrexato Conjugado-Albumina de Soro Humano: Preparação e Avaliações de Citotoxicidade, Journal of Nanomaterials, Volume 2011.

M Serova, I Bieche, M-P Sablin, G J Pronk, M Vidaud, E Cvitkovic, S Faivre e E Raymond, (2011) Estudos de agente único e de combinação de pralatrexato e correlações moleculares de sensibilidade, *British Journal of Cancer* 104, 272-280

Huge J. M. Brady "Apoptosis Methods and Protocol, Humana Press, vol. 282 (2004), 8-10.

Mosmann T, (1983). Ensaio colorimétrico rápido para o crescimento e sobrevivência celular: aplicação a ensaios de proliferação e citotoxicidade. J Immunol Methods; 65(12): pp no. 55-63.

Vanicha Vichai & Kanyawim Kirtikara, 2006, Sulforhodamine B colorimetric assay for cytotoxicity screening,*Nature Protocols* 1, -1112- 1116 (2006).

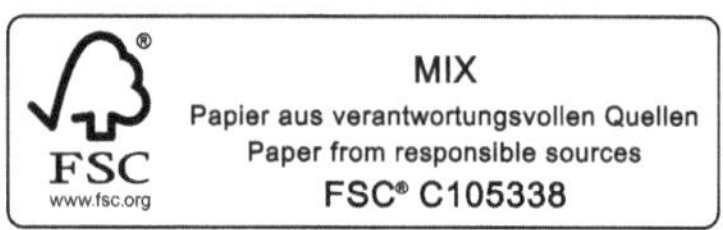

Printed by Books on Demand GmbH, Norderstedt / Germany